《心血管病介入诊疗百问百答》
编委会

学术顾问： 陈　茂　贺　勇

主　　审： 彭　勇　游桂英

主　　编： 郑明霞　刘　明　赵振刚

副 主 编： 辜　桃　段淋佳　黄　岑　赵雪梅

编　　委： 秦　容　李晓燕　唐　红　贾　琴　李伟萍
　　　　　　郑　燕　谯　萍　万　敏　周小燕　葛　焰
　　　　　　张露丹　刘小芳　谭淦珊　赵丽彩

秘　　书： 刘小芳

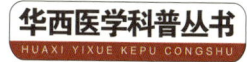

心血管病介入诊疗

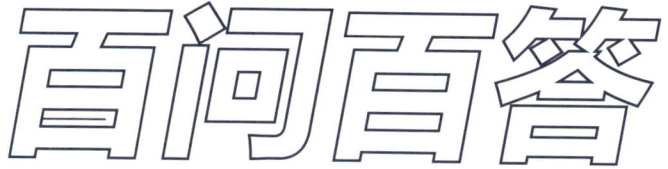

主 编 郑明霞 刘 明 赵振刚

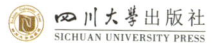

图书在版编目（CIP）数据

心血管病介入诊疗百问百答 / 郑明霞，刘明，赵振刚主编．-- 成都：四川大学出版社，2024. 8. --（华西医学科普丛书）． -- ISBN 978-7-5690-7223-5

Ⅰ．R540.5-44

中国国家版本馆CIP数据核字第2024KS4282号

书　　名：心血管病介入诊疗百问百答

Xinxueguanbing Jieru Zhenliao Baiwen-baida

主　　编：郑明霞　刘　明　赵振刚
丛 书 名：华西医学科普丛书

丛书策划：侯宏虹　周　艳
选题策划：蒋　玙　龚娇梅
责任编辑：龚娇梅
责任校对：蒋　玙
装帧设计：叶　茂
责任印制：李金兰

出版发行：四川大学出版社有限责任公司
　　　　　地址：成都市一环路南一段24号（610065）
　　　　　电话：（028）85408311（发行部）、85400276（总编室）
　　　　　电子邮箱：scupress@vip.163.com
　　　　　网址：https://press.scu.edu.cn
印前制作：四川胜翔数码印务设计有限公司
印刷装订：四川盛图彩色印刷有限公司

成品尺寸：148 mm×210 mm
印　　张：7
字　　数：131千字

版　　次：2024年9月 第1版
印　　次：2024年9月 第1次印刷
定　　价：42.00元

本社图书如有印装质量问题，请联系发行部调换

版权所有 ◆ 侵权必究

扫码获取数字资源

四川大学出版社
微信公众号

序

在人类文明发展的长河中，医学始终是照亮生命之路的一盏明灯。随着社会的发展和人们生活方式的变化，心血管病已成为全球范围内的主要健康挑战之一。据世界卫生组织统计，心血管病是导致全球死亡的主要原因之一。面对这一严峻形势，如何普及心血管病的知识，提高公众对心血管病的认知，改善治疗效果成为亟待解决的问题。

正是基于这样的背景，《心血管病介入诊疗百问百答》应运而生。本书由四川大学华西医院心内科长期在一线的临床医护人员共同编撰而成，旨在为广大的基层医务人员及心血管病患者提供实用的指导和帮助。

本书的编写，源于我们对心血管病患者深切的关怀与责任感。我们深知，在心血管病的预防、诊断和治疗过程中，患者及其家属常常面临诸多困惑和疑问。同时，基层医务人员也时常需要一本简洁明了、易于理解的参考书来指导他们的临床实践。因此，我们将多年积累的经验和研究成果，以问答的形式呈现给读者，力求使复杂的医学知识变得通俗易懂。

本书以"一问一答"的形式进行编写，涵盖心血管病基础知识、临床表现、诊断方法、治疗护理等各个方面。每一章节都经过精心设计，确保信息准确无误的同时，又不失趣味性。书中还配以丰富的插图和图表，帮助读者更直观地理解各种概念和技术要点。

我们希望本书能够成为广大基层医务人员的得力助手，帮助他们在日常工作中更加高效地应对心血管病；我们也期待它能成为患者和家属的良师益友，在面对疾病时给予他们信心和支持。

未来，我们将继续关注心血管领域的最新进展，持续更新和完善本书的内容，使之成为心血管病领域内的一本实用性高、科学性强的科普读物。

在此，感谢所有参与本书编写的专家和工作人员，感谢你们的敬业精神和无私奉献。同时也要感谢每一位读者的支持与信任，是你们的鼓励给予了我们前行的动力。

愿本书如同一束温暖的光，照亮心血管病的防治之路，让我们携手共进，全力推动心血管病防治事业的全面发展，切实助力人类健康。

2024年8月

前　言

心血管病是严重危害人类健康的常见病、多发病。据《中国心血管健康与疾病报告2023》，预计我国心血管病患者约3.3亿。随着人民生活水平的提高及人口老龄化速度的明显增快，心血管病发病率呈明显升高的趋势，心血管病负担日渐加重，已成为重大公共卫生问题，防治心血管病刻不容缓。

近年来，随着医学技术的不断进步，心血管病介入诊疗技术在各地市级医院得到了普及和应用。虽然介入治疗给广大心血管病患者带来了福音，但是在现实生活中，我们发现，对于如何正确认识心血管病，如何正确认识心脏介入治疗等，很多患者仍一知半解，亦存在不少误区。基于此，在参考大量国内外相关文献及书籍的前提下，我们组织四川大学华西医院心内科长期工作在一线的临床医护人员编写了《心血管病介入诊疗百问百答》，希望能为广大基层医务人员、进修实习医师、护理人员，以及心血管病患者提供一些指导和帮助。

本书共六章，分别介绍了心血管病概述、冠状动脉粥样硬化性心脏病介入治疗、心动过缓及心源性猝死介入治疗、快速型心律失常介入治疗、先天性心脏病介入治疗、心脏瓣膜病介入治疗等知识。本书图文并茂，通过通俗易懂的语言、一问一答的方式分别从疾病的基础知识、主要危害、预防治疗及特殊情况四个方面为大众解答关于心血管介入诊疗的疑惑，切实助力国家心血管病防控，提高心血管病患者的自我管理，提升公众对心血管病的预防控制和健康管理能力，从而提高人民整体健康水平，降低我国心血管病患病率和死亡率，为实现健康中国这一国家战略做出应有的贡献。

  鉴于编者学识水平有限，经验不足，纰漏疏忽之处在所难免，万望广大读者不吝赐教，当不胜感激。

2024年8月

目录

第一章　心血管病概述　　　　　　　　　| 1

第二章　冠状动脉粥样硬化性心脏病介入治疗　| 19
　第一节　基础知识　　　　　　　　　　| 20
　第二节　疾病危害　　　　　　　　　　| 31
　第三节　预防治疗　　　　　　　　　　| 35
　第四节　特殊情况　　　　　　　　　　| 53

第三章　心动过缓及心源性猝死介入治疗　| 63
　第一节　基础知识　　　　　　　　　　| 64
　第二节　疾病危害　　　　　　　　　　| 77
　第三节　预防治疗　　　　　　　　　　| 78
　第四节　特殊情况　　　　　　　　　　| 87

第四章　快速型心律失常介入治疗　　　　| 97
　第一节　基础知识　　　　　　　　　　| 98

第二节	疾病危害	113
第三节	预防治疗	118
第四节	特殊情况	130

第五章　先天性心脏病介入治疗　| 147

第一节	基础知识	148
第二节	疾病危害	159
第三节	预防治疗	163
第四节	特殊情况	175

第六章　心脏瓣膜病介入治疗　| 181

第一节	基础知识	182
第二节	疾病危害	190
第三节	预防治疗	191
第四节	特殊情况	206

第一章

心血管病概述

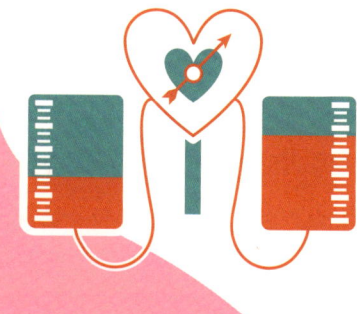

1.心血管病患病率高吗？死亡率高吗？

心血管病是心脏疾病和血管疾病的统称。世界卫生组织（WHO）在《2019年世界卫生统计报告》中指出，心脏病一直是全球首要死亡原因，占所有死因总数的16%。《中国心血管健康与疾病报告2023》指出，中国心血管病患病率处于持续上升阶段，据推算，我国心血管病现患病人数3.3亿，其中冠心病1139万，心力衰竭890万，肺源性心脏病（肺心病）500万，风湿性心脏病（风心病）250万，先天性心脏病（先心病）200万，脑卒中1300万，高血压2.45亿。

《中国卫生健康统计年鉴（2022）》指出，城乡居民疾病死亡构成比中，心血管病占首位。在我国，每5例因病死亡病例中就有2例死于心血管病。2021年，农村居民心血管病死亡率为364.16/10万，其中心脏病死亡率为188.58/10万，脑血管病死亡率为175.58/10万；城市居民心血管病死亡率为305.39/10万，其中心脏病死亡率为165.37/10万，脑血管病死亡率为140.02/10万。而2019年，农村居民心血管病死亡率为323.29/10万，城市居民心血管病死亡率为277.92/10万。因心血管病死亡的中国居民人数大幅上升，死亡率极高。

2.心血管病的危险因素有哪些?

随着我国人口老龄化和心血管病危险因素水平的上升，心血管病已成为威胁我国人群生命和健康的重大公共卫生问题。

1）烟草的使用：吸烟与二手烟暴露是中国成年人死亡的主要可预防的危险因素之一。全球疾病负担（GBD）2019研究显示，1990—2019年，中国吸烟导致的死亡人数从150万增至240万，增幅达57.9%。2018年中国≥15岁非现在吸烟人群二手烟暴露比例为68.1%，看到有人室内吸烟的比例为71.9%。现在电子烟使用率为0.9%。吸烟与二手烟暴露会增加心血管疾病的发病风险及死亡风险。

2）身体活动不足：心血管病是全球首位死亡原因。世界卫生组织（WHO）2016年发布全球16个国家2001—2016年的身体活动数据，对其中40~74岁人群资料的深入分析显示，达到身体活动建议目标可以预防我国18.3%的过早死亡，相当于每年避免101.65万40~74岁的人过早死亡。《健康中国行动（2019—2030年）》明确提出广泛开展全民健身行动，推动全民健身生活化，积极倡导不同群体参与全民健身活动。大量流行病学证据表明，规律的身体活动和高水平心肺适能可预防动脉粥样硬化性心血管病进展，降低心血管事件发生率。

3）不良心理状况：根据文献报道，焦虑和抑郁情绪会增加老年人缺血性心脏病的死亡风险。抑郁症患者缺血性心脏病的发生率是普通人群的2～3倍，重度抑郁症的患者发生缺血性心脏病的概率比正常患者高32%。抑郁症状导致的消极悲观认知模式影响患者的治疗信心和积极康复的动力，抑郁症状伴随的疲乏无力加重了患者的精神痛苦和躯体感受，影响生命质量。抑郁、持久性心理压力、焦虑等精神或心理问题会增加心血管代谢疾病的风险，而正面的心理情绪能促进心血管健康。

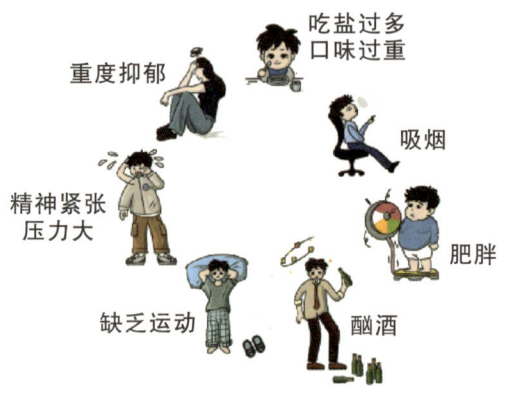

3.心脏到底长什么样?

心脏是一个具有瓣膜结构的中空器官,分为左、右心房和左、右心室四个腔。若把心脏比喻为一座房子,那么心脏就像是一座拥有"两室两厅"的房子。

1)"两室两厅":左、右心房,左、右心室。左、右心房和左、右心室之间分别由一面叫作房间隔和室间隔的"墙壁"隔开,互不相通。

2)"四扇门":主动脉瓣(与左心室相连,血液从左心室流出,经过主动脉瓣,通过主动脉灌溉全身各处组织器官)、肺动脉瓣(与右心室相连,血液从右心室流出,经过肺动脉瓣,通过肺动脉及其分支,让血液到达肺部,从吸入的空气中获取氧气,释放二氧化碳)、二尖瓣(左心房和左心室之间的"门")、三尖瓣(右心房和右心室之间的"门")。

3)"墙壁":心房壁、心室壁。如果两个心房之间的"墙壁"穿了个洞,就叫房间隔缺损,这是最常见的先天性心脏病;如果两个心室之间的"墙壁"穿了个洞,就叫室间隔缺损。

4)"水管":是心脏内的血管和心脏外的血管,包括动脉、静脉和毛细血管。动脉将血液带出心脏,静脉将血液带回心脏,毛细血管连接于动脉和静脉之间。其中,心脏内的血管为供应心脏自身的血液提供通道,由冠状动脉、冠状静脉和毛细血管组成;心脏外的血管为供应其他脏器官的血液提供通道,包括主动脉、腔静脉、肺动脉、肺静脉和毛细血管。

5)"铺设电线":心脏的传导系统。

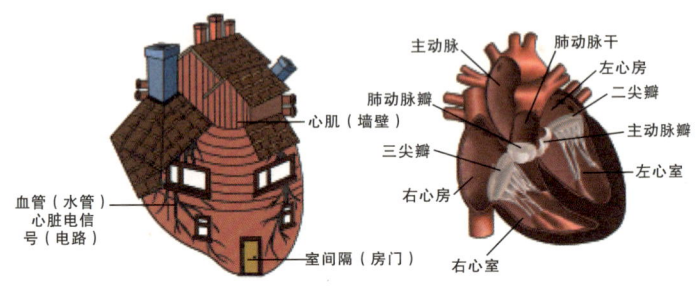

4.什么是心脏的"电路"?

心脏的"电路"即心脏的传导系统。窦房结是发电机,是心脏正常的起搏点,又称人体自带的起搏器。窦房结发电后,电通过结间束到达中继站——房室结,如果发电机罢工,房室结可以临时替代窦房结发电,再通过希氏束传到左、右束支。在这套"电路"的指导下,心脏进行收缩和舒张。如果电路出问题了,可能电灯

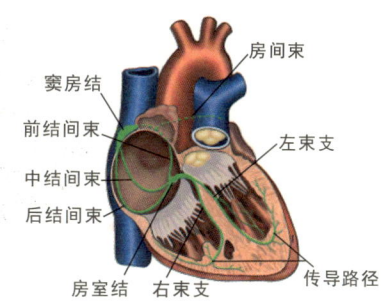

会不亮或乱闪。如果心脏起搏和传导出问题了,就可能发生心脏节律或激动顺序异常,还可能出现心动过缓、窦性停搏、心动过速、心律不齐等。

5.心脏是如何跳动的?

心脏的跳动由心脏的电活动主导。心脏在电活动刺激下,规律、有效地跳动。心脏电活动的起源在窦房结P细胞,P细胞发出电信号后,便会从窦房结传导到心房,使心房收缩。在心房收缩时,心房中的血液会经过房室瓣到达心室,这时电活动也会传入心室,使心室收缩。在心室收缩的过程中,心室中的血液会泵出心脏,完成一次完整的心电活动和心脏搏动过程。正常时,由窦房结发出的电信号控制心脏的跳动。

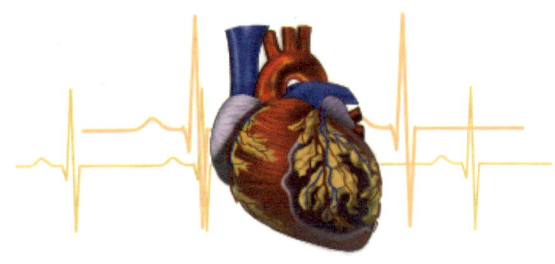

6.什么是胸痛?

胸痛是一种常见的临床症状,是指原发于胸部或由躯体其他部位放射到胸部的疼痛。多种心血管病可导致胸痛,常见病因包括各种类型的心绞痛、急性心肌梗死、梗阻性肥厚型心肌病、急性主动脉夹层、急性心包炎、心血管神经症等。胸痛无小事,发生胸痛以后应及时就诊,以免延误病情,危及生命。

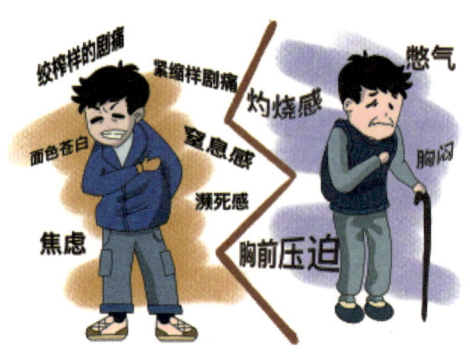

7.什么是心悸?

心悸是心血管病最常见的症状,是一种能被感受到的心脏跳动的感觉。这种跳动感可能是"咚、咚、咚"地直跳,像打鼓一样;可能是"哒、哒、哒、哒"地加

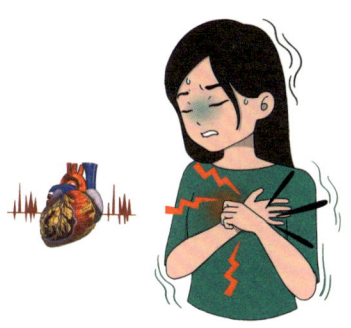

速,有一种心脏不听使唤的感觉,总之让人很不舒服。

一般情况下,我们是感受不到心脏的明显跳动的,当我们感到心悸时,是哪里出了问题呢?

常见的病因有:①心律失常,如心动过速、心动过缓、期前收缩(早搏)、心房扑动或颤动等;②心脏搏动增强,常见于各种器质性心血管病(如二尖瓣、主动脉瓣关闭不全)及全身性疾病(如甲状腺功能亢进、贫血);③心血管神经症。此外,生理性因素如健康人剧烈运动、精神紧张或情绪激动,过量吸烟、饮酒、饮浓茶或咖啡;应用某些药物(如肾上腺素、阿托品、氨茶碱等),也可引起心率加快、心肌收缩力增强而致心悸。

心悸严重程度并不一定与病情成正比。初次、突发的心律失常，心悸多较明显；慢性心律失常者，因渐渐适应，可无明显心悸，紧张、焦虑及注意力集中时心悸更明显。几乎每个人都有过可清楚感觉到心脏跳动的经历，如果心悸只是偶然发生一两次，则问题不大；但如果心悸频繁发生，就应引起警惕，立即就医，了解原因，及时治疗。

8.得了心血管病为什么会发生晕厥？

由心血管病引起的晕厥在医学中叫作心源性晕厥。导致心源性晕厥的常见心血管病包括：①严重心律失常，如病态窦房结综合征、房室传导阻滞、室性心动过速等；②器质性心脏病，如严重主动脉瓣狭窄、梗阻性肥厚型心肌病、急性心肌梗死、急性主动脉夹层、心脏压塞、左房黏液瘤等。其主要原因是心血管病使得心排血量突然减少、中断或严重低

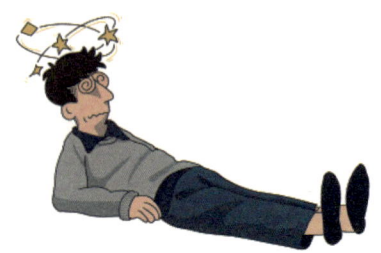

血压，导致脑供血骤然减少或停止，从而使人出现短暂意识丧失。晕厥发作时，先兆症状常不明显，持续时间短。大部分晕厥患者预后良好，但心源性晕厥预后较差，因此，如果出现晕厥，应当及时就医进行评估和治疗。

9.得了心血管病为什么会呼吸困难？

心血管病引起呼吸困难主要是因左心衰竭，左心室泵血量降低，导致肺淤血、肺泡弹性降低，使肺部换气功能出现障碍，致使患者主观感到空气不足，呼吸费力，客观上表现为呼吸运动受阻。

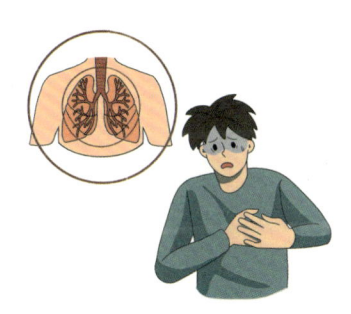

人体在平卧睡眠时，血液重新分配，回心血量、肺血量增加，肺静脉压力增高，在左心衰竭患者，可引起不同程度的肺间质和肺泡水肿，从而导致呼吸困难加重。此外，膈肌为主要的呼吸肌，平卧位时，膈肌上抬，胸腔容积相对减少，肺活量减少，从而使得心力衰竭患者夜间呼吸困难加重。

10.得了心血管病为什么会出现水肿?

由心血管病引起的水肿称为心源性水肿。右心衰竭是引起心源性水肿最常见的原因。从专业上来说,心衰导致水肿的机制主要有以下方面:

1)有效循环血量不足,肾血流量减少,肾小球滤过率降低,继发性醛固酮分泌增多,引起水钠潴留。

2)体循环静脉压增高,毛细血管静水压增高,组织液回吸收减少。

3)淤血性肝硬化导致蛋白质合成减少、胃肠道淤血导致食欲下降及消化吸收功能下降,继发低蛋白血症,血浆胶体渗透压下降。

总之,因为心衰患者的心脏泵血能力降低,容易导致血液淤滞在外周的血管里,继而引起水肿。

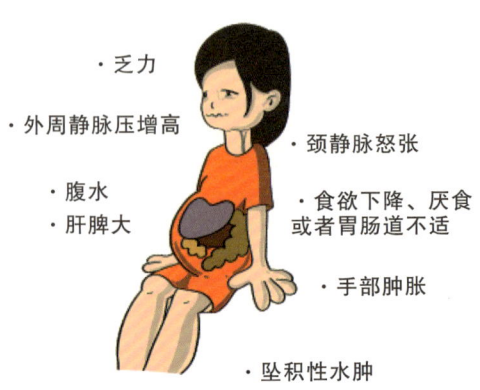

11.心血管病需要做哪些检查?

心血管病需要做的常见非侵入性检查如下:

1)血压测定。包括家庭自测血压、诊室血压测量和动态血压监测。

2)心电图检查。

(1)常规心电图:分析内容主要包括心率、节律、传导时间,判断是否存在各种心律失常、心肌缺血/梗死、房室肥大或电解质紊乱。

(2)运动负荷试验:常用运动平板试验。也就是在跑步机上一边跑步,一边记录心电图,通过运动增加心脏负荷,看看有没有ST段改变,从而协助判断是否有冠心病。这是目前诊断冠心病常用的一种辅助手段。

(3)动态心电图检查:又称Holter检查,可以连续记录24~72小时心电信号,这样可以更全面地记录心跳情况,尤其对于心律失常的诊断有重要价值。

3)心脏彩超检查。心脏彩超可以看作医生的"透视眼",无需开胸。通过心脏彩超能检查心脏结构是否异常、动态显示心脏搏动和心内血液流动的情况以及评价心脏功能。主要有以下两种方式：一是经胸超声心动图，这是临床主要使用的检查方法，将探头直接贴住患者的胸部皮肤进行检查，是一种无创、无辐射、无痛苦的检查技术，与临床医生的触诊类似，不会造成患者明显的不适感；二是经食管超声心动图，检查过程类似于胃镜检查，需要将探头插入患者的食管内，通常患者会有一定的不适感，程度因人而异，但检查前医生会让患者先使用局部麻醉剂，以减轻检查过程中的不适感。

4）胸部X线检查。能显示出心脏大血管的大小、形态、位置和轮廓。能观察心脏与毗邻器官的关系和肺内血管的变化。

5）心脏CT检查。是一种增强CT检查，能够清晰显示心脏和血管的结构，是诊断冠心病、先心病等心脏疾病的重要手段，也是一些心脏疾病外科或介入治疗术前评估中的关键检查。

6）心脏MRI检查。除可以观察心脏结构、功能、心肌心包病变外，还可以识别存活的心肌，用来鉴别诊断各种心肌疾病。

7）心脏核医学检查。正常或有功能的心肌细胞可选择性摄取某些显像药物，根据心肌细胞对药物的摄取量，可以很精确地判断出心肌细胞的功能和活性，从而诊断心脏疾病。

侵入性检查是有创的，但可以得到比较直接的诊断资料，准确性高，诊断价值较大。

心血管病需要做的常见侵入性检查如下：

1）心导管检查。包括右心导管检查和左心导管检查。心导管检查可以了解心脏血流动力学改变，协助诊断先天性心脏病、肺动脉高压、心脏瓣膜病等心血管病。

2）冠状动脉造影。选择性冠脉造影是目前诊断冠心病的"金标准"，可以动态观察冠状动脉血流及解剖情况，了解冠状动脉病变性质、部位、范围、程度等。

3）心脏电生理检查。记录并标记心腔内电图和应用各种特定电脉冲刺激时心腔内电图的相应变化，是诊断和研究心律失常的一种方法，也是经皮导管射频消融治疗心律失常前的必要检查项目。

4）腔内成像。包括心腔内超声、血管内超声和光学相干断层扫描。将成像装置放在血管或心腔内，然后进行显像观察，有助于更准确地评估病变，指导治疗。

5）心内膜和心肌活检。利用活检钳夹取心脏组织，以了解心脏组织结构及其病理变化。

6）心包穿刺。用穿刺针直接刺入心包腔的诊疗技术。一方面，可以引流心包腔内积液，降低心包腔内压，是急性心脏压塞的急救措施；另一方面，通过穿刺抽取心包积液做实验室检查可以鉴别各种性质的心包疾病。另外，通过心包穿刺还可以注射抗生素等药物入心包腔进行治疗。

7）植入型心电监测仪（ICM）。植入型心电监测仪也称为植入型心脏记录仪，是一种植入皮下的单导联心电图监测设备，可及时发现心律失常问题，并自动存储记录到的心电数据，可以连续工作2～4年。一旦发现致命性心律失常的蛛丝马迹，它会立即预警，让医生和患者提前知晓，早期干预，有效降低猝死风险。它具有创口小、可床边操作、操作时间短、恢复快等优点。

12.心血管病有哪些治疗方法？

药物治疗是最重要和首选的方法之一。其次是介入治疗。介入治疗已经成为治疗心血管病非常重要的手段，极大地改善了患者的预后和生活质量。常用的介入治疗包括经皮冠状动脉介入术、射频消融术、冷冻消融术、经皮导管消融肾动脉去交感神经术、埋藏式心脏起搏器植入术、先心病经皮介入封堵术、经皮瓣膜球囊成形术、经皮瓣膜植入术等。

外科治疗也是心血管病的治疗方法之一。此外，基因治疗及干细胞移植也在探索用于治疗心血管病。

（葛焰）

参考文献

[1] 尤黎明，吴瑛. 内科护理学［M］. 7版. 北京：人民卫生出版社，2022.

[2] 葛均波，徐永健，王辰. 内科学［M］. 9版. 北京：人民卫生出版社，2018.

[3] 中国心血管健康与疾病报告编写组，胡盛寿，王增武. 《中国心血管健康与疾病报告2022》概要［J］. 中国介入心脏病学杂志，2023，31（7）：485-508.

[4] 国家心血管病中心. 中国心血管健康与疾病报告2019［J］. 心肺血管病杂志，2020，39（10）：1157-1162.

[5] 国家卫生健康委员会. 中国卫生健康统计年鉴2022［M］. 北京：中国协和医科大学出版社，2022.

[6] 顾东风，翁建平，鲁向锋. 2020年中国健康生活方式预防心血管代谢疾病指南［J］. 中国循环杂志，2020，35（3）：209-230.

[7]胡大一,韩亚玲,宁光,等.中国心血管病一级预防指南[J].实用心脑肺血管病杂志,2021,29(1):44+64.

[8]王华,梁延春.2018中国心力衰竭诊断和治疗指南[J].中华心血管病杂志,2018,46(10):760-789.

[9]曹克将,陈柯萍.2020室性心律失常中国专家共识(2016共识升级版)[J].中国心脏起搏与心电生理杂志,2020,34(3):189-253.

第二章

冠状动脉粥样硬化性心脏病介入治疗

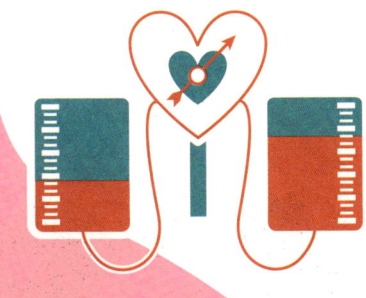

第一节　基础知识

1.什么是冠心病？

冠心病全称冠状动脉粥样硬化性心脏病，是冠状动脉粥样硬化使血管腔狭窄或阻塞，以引起心肌缺血缺氧甚至坏死为特征的一类疾病。其本质是冠状动脉粥样硬化斑块形成。

其中，稳定型斑块"皮厚馅少"，不易破裂，相对稳定；不稳定型斑块"皮薄馅多"，容易破裂，局部形成血栓导致冠脉完全堵塞，可引起急性心肌梗死，危及生命。

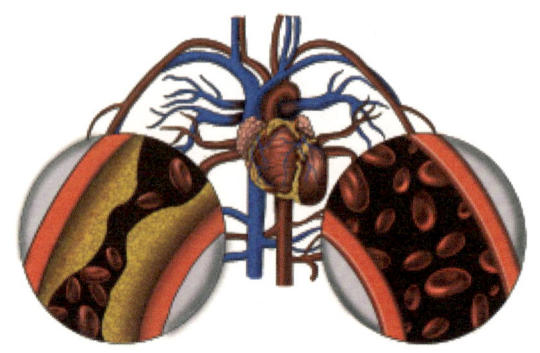

第二章　冠状动脉粥样硬化性心脏病介入治疗

2.冠心病和心肌梗死有什么关系?

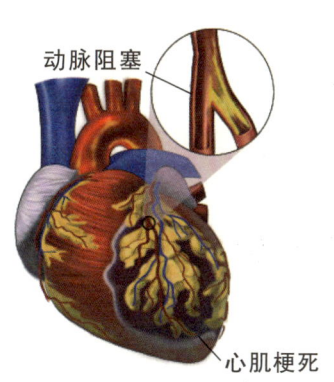

当冠状动脉较大的分支完全闭塞（血栓形成）时，这条血管供应的心肌因得不到血液营养而坏死，称为心肌梗死。二者的关系可以这样理解：冠心病是一个大范畴，心肌梗死是冠心病的最严重后果。心肌梗死的疼痛部位虽与冠心病前兆相仿，但性质更剧烈，持续时间多超过30分钟，并伴有心律失常、心力衰竭或休克，舌下含服硝酸甘油多不能缓解。

3.哪些人易患冠心病?

1）冠心病多见于40岁以上的中老年人，但近年来发病年龄有年轻化趋势。

2）长期吸烟者：烟草中的尼古丁可直接作用于冠状动

21

脉和心肌，导致动脉痉挛和心肌损伤。

3）高热量、较多动物脂肪、高胆固醇、高糖饮食者。

4）患有高血压、糖尿病、高脂血症的人群。

5）有冠心病家族史，尤其是早发冠心病家族史的人群。

6）体重超重、肥胖的人群。

7）有持久精神压力者。

4.什么原因会导致冠心病的发生？

冠心病发生的主要危险因素包括高龄、冠心病家族史、男性、高血压、糖尿病、吸烟等。潜在危险因素包括超重/肥胖、糖调节受损、血液高凝状态、慢性炎症、睡眠呼吸暂停综合征等。此外，缺乏运动、不健康饮食、过量饮酒、精神压力、教育水平及职业类型等也和冠心病相关。2020年发布的《中国心血管病一级预防指南》以生活方式干预和危险因素防控为核心的心血管病一级预防可有效延缓或避免心血管事件的发生。

5.冠心病会遗传吗？

冠心病不是遗传性疾病。遗传性疾病的发生，是因为从父母得到的遗传物质出了问题，如染色体、基因发生了改变。目前，医学界还没有发现有遗传物质改变会明确导致冠心病。因此，严格来说，冠心病并不属于遗传性疾病，本身并不遗传。

冠心病具有一定的家族聚集性，这是因为与冠心病发生相关的一些危险因素有可能在家族中集中发生。例如，高脂血症可能遗传，家人可能共同具有吸烟、高盐饮食、少运动等不良生活方式。同时，相关的研究也表明，遗传因素确实对早发冠心病有影响，一般来说，男性小于55岁、女性小于65岁明确诊断冠心病被认为是早发。

因此，如果家人中有冠心病患者，特别是有早发冠心病家族史，即一级亲属（父母、子女、兄弟姐妹）中有男性小于55岁、女性小于65岁明确诊断冠心病，自己需要警惕。

6.冠心病有哪些表现？

《2019年欧洲心脏病学会慢性冠状动脉综合征的诊断和管理指南》将冠心病根据临床表现分成急性冠状动脉综合征和慢性冠状动脉综合征，对不同类型的冠心病提出了诊治和管理新理念。急性冠状动脉综合征最主要的症状是胸痛，约90%以上患者有胸痛，典型者常因劳累、饱餐、遇寒、吸烟、酗酒或情绪激动等诱发，突然出现胸骨体上段或中段之后或心前区压榨性疼痛或烧灼感，可向左肩、左上臂内侧达无名指和小指放射，也可向颈、咽或下颌放射，胸痛持续时间不一。若属于心绞痛往往历时几分钟至十几分钟，经休息或含服硝酸甘油有效；若为心肌梗死则可持续半小时至数小时不等，且疼痛更为剧烈，硝酸甘油常不能缓解。

慢性冠状动脉综合征是指除急性冠状动脉血栓形成主导的临床表现以外的冠心病的不同发展阶段，评估症状体征时发现的低风险（无心绞痛复发、心力衰竭迹象，初始或之后的心电图表现无异常，肌钙蛋白无升高）不稳定型冠心病患者均为慢性冠状动脉综合征。可疑或者确诊的慢性冠状动脉综合征包括以下常见的临床情况：

1）可疑冠状动脉疾病伴有稳定的心绞痛症状和（或）呼吸困难症状。

2）具有新发的心力衰竭或左心室功能不全，且可疑为冠状动脉疾病。

3）于急性冠状动脉综合征或冠状动脉血运重建后1年内，无症状或症状稳定。

4）初次诊断或血运重建后超过1年，有或无症状。

5）可疑因血管痉挛或微血管病变而有心绞痛症状。

6）因体检或筛查发现的无症状患者。

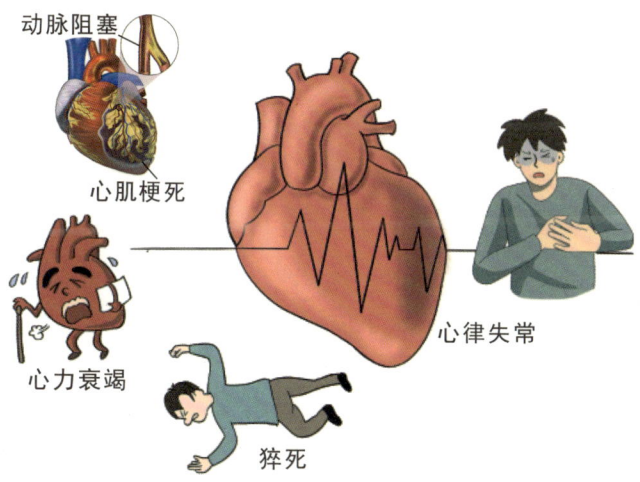

7.怎么诊断冠心病?

初始诊断管理心绞痛和疑似阻塞性冠状动脉疾病患者的一般方法包括以下六个步骤:

1)评估症状和体征,以确定患者可能患有不稳定型心绞痛或其他类型急性冠状动脉综合征。

2)评估患者的一般状况和生活质量,评估可能影响治疗决策的共病,并考虑其他可能导致症状的潜在原因。

3)完成静息时心电图、生化、胸部X线、静息时超声心动图等基本检查,评估左心室功能。

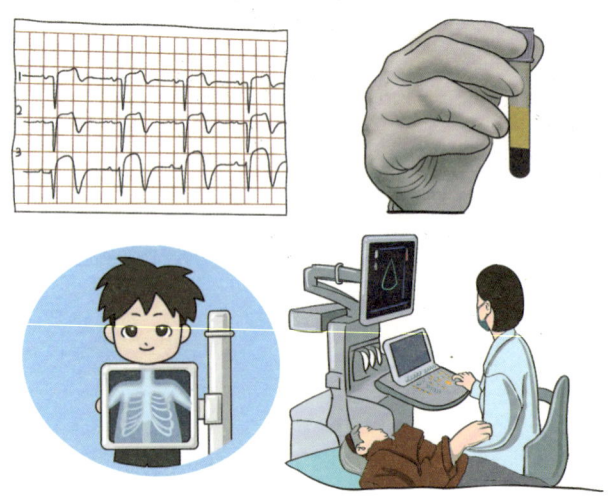

4）估计梗阻性冠状动脉疾病的临床可能性，在此基础上，对患者进行诊断测试。

5）根据临床可能性、患者特征和偏好、可用性及当地专家选择检查方法提供诊断测试，包括冠状动脉CT检查、缺血检查（影像学检查优先）、有创血管造影。

6）根据症状和事件风险选择合适的治疗方法。

8.冠状动脉粥样硬化和冠心病有什么联系？

冠状动脉粥样硬化指冠状动脉已经有粥样硬化病变，但是它的病变（狭窄）程度不够重，一般定义在50%以内，没有引起心脏的缺血症状和功能障碍。通俗理解，可以认为是冠心病的前期，比冠心病的病变程度轻，这种情况暂时不用做支架植入或搭桥治疗，但是需要进行非药物和药物治疗，阻止病变进一步发展到心脏缺血阶段。

冠心病和冠状动脉粥样硬化是一个疾病的两个不同阶段，冠状动脉粥样硬化是冠心病的前期，发展下去就是冠心病。如果已经有冠状动脉粥样硬化，要在医生指导下长期非药物加药物治疗，尽最大努力阻止病变进一步发展为冠心病。

9.什么是冠状动脉CT检查？

　　冠状动脉CT检查是通过CT检查的方式来检查冠状动脉是否正常的一项辅助检查，就是我们俗称的"冠脉CT"。该检查是通过静脉注入造影剂（为增强影像效果而注入的化学制剂），当造影剂经过心脏的血管代谢时，检查者采用扫描和计算机图像重建而获得心脏冠状动脉成像的方法。

　　冠状动脉CT检查是目前无创评价冠状动脉解剖结构的最佳影像学方法，其临床价值包括：通过计算冠状动脉钙化评分进行冠心病危险分层；通过定性定量判断冠状动脉狭窄，诊断阻塞性冠状动脉病变；通过对高危斑块特征定性分析进行预后判断；对各类冠状动脉解剖畸形和先天性心脏病合并心外畸形做出准确诊断。

10.什么是冠状动脉造影？

　　冠状动脉是心脏供血的重要大血管，冠状动脉好比一棵大树的主干，其他分支血管好比粗细不一的树枝，心脏的血

第二章　冠状动脉粥样硬化性心脏病介入治疗

液通过冠状动脉到分支血管，最后供应到每一个心肌细胞。冠状动脉造影就是为了看清这颗大树的枝干情况。

经桡动脉冠状动脉造影术

经股动脉冠状动脉造影术

冠状动脉造影是用特殊形状的心导管经桡动脉、股动脉或肱动脉送到主动脉根部（目前最常选择桡动脉途径），分别插入左、右冠状动脉口，注入造影剂使冠状动脉及其主要分支显影。冠状动脉造影可以提供冠状动脉病变的部位、性质、程度、范围、侧支循环等准确信息，有助于选择最佳方案和判断预后，是临床诊断冠心病的"金标准"。

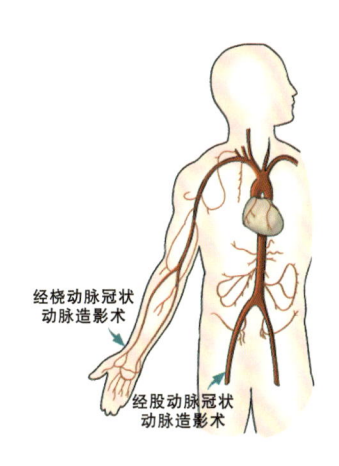

通俗地说，如果把我们的心脏比作房子，那么冠状动脉造影就是检查房子的水管堵没堵、有没有生锈、需不需要疏通。

11.冠状动脉CT检查和冠状动脉造影有什么区别？如何选择？

冠状动脉CT检查是一种非侵入性影像学检查方法，对于冠心病有较高的阴性预测价值，用于评估斑块负荷、识别不稳定斑块特征。冠状动脉造影是一种侵入性影像学检查，其临床应用主要是明确病变部位、评估管腔狭窄程度和范围。

如果说冠状动脉CT检查像拍照，那么冠状动脉造影就是摄像。冠状动脉造影是冠状动脉CT检查的升级版，不仅可以检查，而且可以治疗。如果发现冠状动脉有病变，可以通过手术在冠状动脉内植入支架，消除冠状动脉狭窄。而冠状动脉CT检查只能用于检查，无法治疗。

一般来说，如果怀疑冠心病但可能性不大，医生可能会给患者开一项冠状动脉CT检查。如果检查结果正常，那就可以不用做冠状动脉造影了。如果高度怀疑冠心病或冠状动脉CT提示冠状动脉病变严重，那就需要做冠状动脉造影来进一步诊断和治疗了。

12.哪些情况需要行冠状动脉造影？

存在以下情况的患者，医生会建议进行冠状动脉造影：药物治疗效果不好，估计要做血运重建的心绞痛患者；患者的心绞痛症状不严重，但其他检查提示多支血管病变、左主干病变；不稳定型心绞痛，如新发生的心绞痛、梗死后心绞痛、变异型心绞痛；急性心肌梗死患者等；冠心病的诊断不明确，需要做冠状动脉造影明确诊断，如不典型的胸痛、无创检查的结果模棱两可；难以解释的心力衰竭或室性心律失常；拟进行较大的非心脏手术而疑诊冠心病的患者，包括心电图异常（Q波、ST-T改变）、不典型心绞痛和年龄大于65岁的患者；拟行心脏手术的患者，如年龄大于50岁应考虑冠状动脉造影。

（黄岑　葛焰）

第二节　疾病危害

1.冠心病导致的最严重的危害是什么？

在冠心病的诸多并发症中，最严重的危害是病变的血管在狭窄的基础上，斑块出现破裂、脱落。急性血栓在病变血管中游走，将该血管完全堵塞，导致被堵塞的血管所负责供血的部分心肌细胞丧失供血，出现心肌不可逆坏死等情况，从而导致致死性急性心肌梗死。

由下图可以了解到，血管上有狭窄部分，血管内有游走血栓，且在远端血栓堵塞血管。

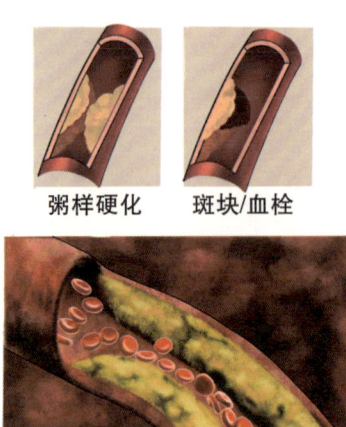

2.冠心病会影响日常生活吗？

  不同程度的冠心病患者，对症状的感受不尽相同，这与心功能分级也有较强的关系。轻度的冠心病，患者症状可能并不明显，劳动强度较低的工作都可以胜任，也是比较安全的，如料理家务、进行日常的文书工作等，不会诱发或加重冠心病；重体力劳动、过度劳累、日夜颠倒等工作可能诱发或加重冠心病。症状较为严重的冠心病患者在安静休息或卧床时，也会出现心悸、气促、呼吸困难，影响日常生活及工作。

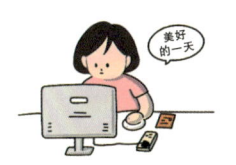

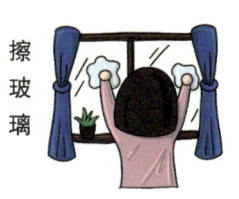

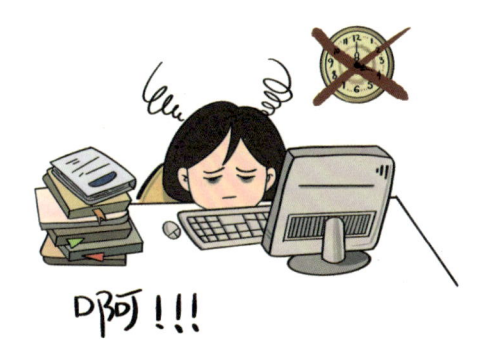

3.得了冠心病还能运动吗？

　　适当的运动对健康是有利的，但切记不可过量运动或进行高强度运动。冠心病患者运动时一定要控制运动的量、运动时间和运动方式，并在运动时进行心率监测，不可以使心率过快，加重心脏负荷。运动应以有氧运动为主，不要做过量的无氧运动（如举重、跳高等）。在运动中如果觉得心前区不适，必须立即停下休息。

4.冠心病患者会出现哪些不良心理？

1）敏感多疑：冠心病进展缓慢且患者多为老年人，随着病情的发展，患者有可能会出现过度注重自感变化的情况。伴随着对治疗效果的不满、治疗方案的不信任，会出现对医护人员、家属、子女的言行过度敏感的情况。

2）暴躁易怒：漫长的病程会导致患者病后希望得到亲人的陪伴和关心，也希望得到他人的关注。部分患者会出现固执己见、暴躁易怒的情况。

3）失望、自卑：患病后，患者正常的生活和工作及兴趣爱好可能受到疾病带来的限制。部分患者需要得到他人的帮助及照料，使其认为成了家庭的负担，进一步导致患者出现失望、自卑的不良心理。

4）恐惧：患者由于疾病带来的不适及对疾病严重程度及性质不了解，容易出现扩大疾病严重性的现象，加重自感不适，对疾病导致的严重不良后果及死亡感到恐惧。

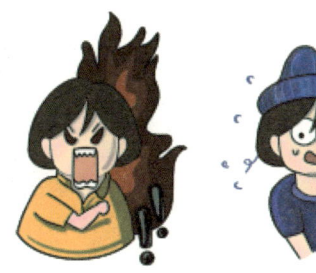

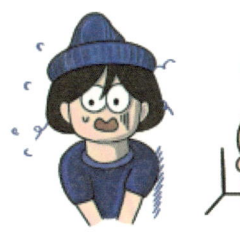

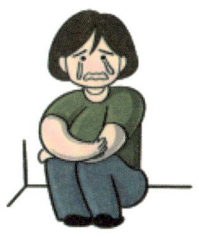

第三节 预防治疗

1.日常生活中怎么预防冠心病?

人们都认为冠心病是一种老年病,四五十岁预防也不迟。其实,这种认识是不正确的。研究证实,冠状动脉粥样硬化的形成是缓慢的,大多自幼年开始,最早者见于新生儿。少年、中年后才形成严重的粥样硬化斑块,导致血管管腔狭窄,直到心肌供血不足才表现出症状,确诊为冠心病。

我们应该定期体检,尽早发现,并及时去除危险因素,防止冠心病的发生。在日常生活中,我们应尽量做到以下几点:

1）避免吸烟和大量饮酒。

2）肥胖儿童，父母有早发（45岁以前发生）冠心病家族史、有高脂血症、高血压家族史的青少年，应定期检查胆固醇和血压。

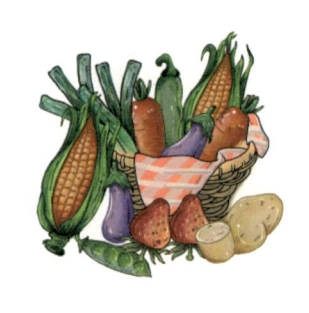

3）积极治疗和控制糖尿病、高血压、高血脂等疾病。

4）科学合理安排膳食，尽量进食低盐、低脂肪的清淡饮食，增加大豆、粗粮的比例，多食蔬菜和水果，每日饮食量应相对恒定，适充微量元素。

2.如何预防心绞痛发作？

心绞痛常发生在情绪激动、劳累、高强度劳动、作息颠倒、寒冷、饱餐等导致心脏负荷增加时。因此，预防心绞痛的发作，除应该及时治疗冠心病外，还应该尽量消除诱因，比如避免情绪激动，避免从事重体力劳动类的工作，避免暴饮暴食，适当锻炼身体，注意保持规律的作息及生活习惯。另外，吸烟是目前研究发现的容易导致心绞痛发作的主要危险因素之一，所以应该尽量戒烟。除此之外，还应该注重饮食，避免肥胖。

3.心绞痛发作时应该怎么办？

心绞痛发作时，应该立即停止体力活动，卧床休息，平复心情，避免暴躁易怒，尽量消除导致心绞痛发作的因素，并尽早就医。备有硝酸甘油片时，可以立即舌下含服一粒，若无缓解可隔5～10分钟再含服一粒。连续3次含服硝酸甘油无效或胸痛持续15分钟以上者，有发生心肌梗死的危险，应立即送医院接受进一步诊治！

需要注意的是，主动脉瓣狭窄、梗阻性肥厚型心肌病等患者也可出现心绞痛，这类患者不能使用硝酸甘油！

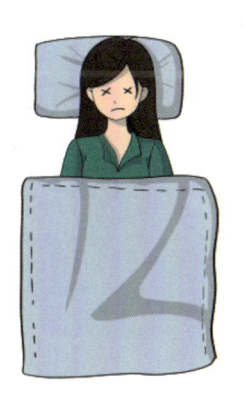

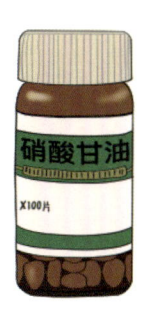

4.所有冠心病都需要治疗吗？

冠心病是一种慢性进行性疾病，是由于胆固醇及其他物质沉积在动脉内壁导致动脉狭窄的疾病。此病通常起病隐匿，不易发现，且进程缓慢，所以在疾病初期，应该及时寻求专业人士的帮助，在医生的指导下选择合适的治疗手段延缓疾病的发展！

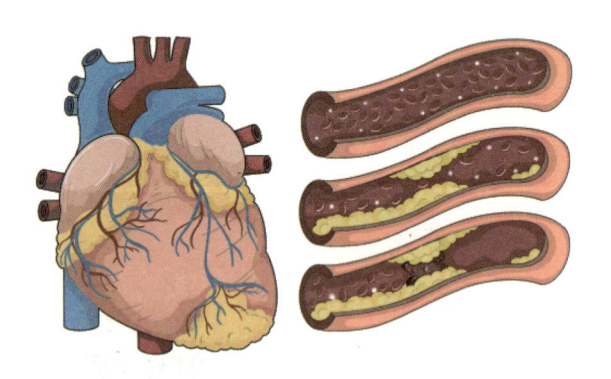

5.冠心病的治疗方法有哪些？

冠心病总的治疗原则是在改善病变血管的供血和降低心

肌耗氧量的同时治疗冠状动脉粥样硬化。

症状较轻的冠心病治疗应该在保持健康饮食和良好生活习惯的基础上，使用药物治疗，遵照医嘱服药，以减轻不适症状，提高生活质量，改善预后。

服药后症状改善不明显或者存在进一步加重的情况，可以听从医生的专业意见，更进一步选择冠脉介入治疗或外科搭桥手术。

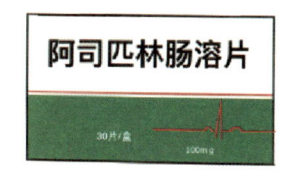

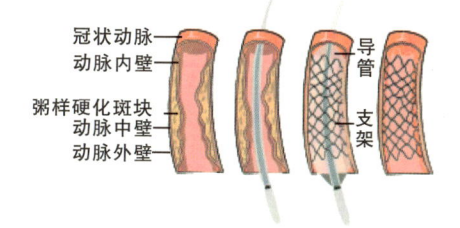

6.冠心病患者需要吃哪些药物?

1）抗血小板药物。能有效地防治血栓形成，有助于防止血管阻塞性疾病的发生。常用药物有阿司匹林、氯吡格雷、替格瑞洛等。详细用法见表2-1。

表2-1 抗血小板药物用量用法

类别	药名	剂量	用法
环氧化酶抑制剂	阿司匹林肠溶片	75~150mg	口服，1天1次
P2Y12受体拮抗剂	氯吡格雷	75mg	口服，1天1次
	替格瑞洛	60~90mg	口服，1天2次

2）降压、抗心衰药物。血管紧张素转化酶抑制剂（普利类），主要包括贝那普利、培哚普利等；血管紧张素Ⅱ受体阻滞剂（沙坦类），主要包括氯沙坦、缬沙坦等；β受体阻滞剂（洛尔类），主要包括美托洛尔、比索洛尔等。用量用法见表2-2。

表2-2 降压、抗心衰药物用量用法

类别	药名	剂量	用法
血管紧张素转化酶抑制剂（普利类）	贝那普利	5~40mg	口服，1天1次或两次
	培哚普利	4~8mg	口服，1天1次
血管紧张素Ⅱ受体阻滞剂（沙坦类）	氯沙坦	25~100mg	口服，1天1次
	缬沙坦	80~160mg	口服，1天1次
β受体阻滞剂	酒石酸美托洛尔	25~100mg	口服，1天2次
	富马酸比索洛尔	2.5~10mg	口服，1天2次

3）调脂药物（他汀类）。主要包括阿托伐他汀、瑞舒

伐他汀、辛伐他汀等。用量用法见表2-3。

表2-3 调脂药物（他汀类）用量用法

类别	药名	剂量	用法
他汀类	阿托伐他汀	10~80mg	口服，1天1次
	瑞舒伐他汀	5~20mg	口服，1天1次
	辛伐他汀	20~40mg	口服，1天1次

7.什么情况需要做冠状动脉介入治疗？

1）心绞痛经积极药物治疗后，病情仍然不稳定，出现胸闷、胸痛。

2）心绞痛症状较轻，但心肌缺血的客观证据明确，狭窄病变显著。

3）介入治疗或心脏搭桥术后心绞痛复发，冠状动脉管腔再次出现狭窄。

4）急性心肌梗死12小时以内，即进行急诊冠状动脉介入治疗。

8.冠状动脉搭桥和冠状动脉支架植入是一回事吗？

不是一回事。两者是治疗冠心病的不同手段。冠状动脉支架植入是把狭窄血管用支架撑开。冠状动脉搭桥是用新的血管在主动脉根部和缺血心肌之间重新建立起一条路径。

冠状动脉支架植入：通过外周血管，如桡动脉或大腿根部的股动脉，经皮穿刺将心导管和支架送到冠状动脉狭窄的部位，从内部撑开冠状动脉的狭窄部位，恢复冠状动脉的血流。冠状动脉支架植入没有切口，只有血管穿刺点，不需要进行全麻，在心导管室即可完成。

冠状动脉搭桥：全称冠状动脉旁路移植，简称冠脉搭桥。在手术室全麻下进行，心外科医生需要将患者的胸骨由正中锯开，露出心脏，血管桥近端需吻合在主动脉上，跨过狭窄段动脉，吻合在远端血管上，如此血流即可从主动脉绕

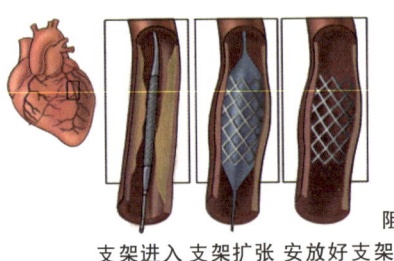

支架进入 支架扩张 安放好支架 　　阻塞的冠状动脉　　移植的血管桥接到阻塞处

过狭窄的冠状动脉到达远端的心肌，恢复心肌供血。

9.冠状动脉介入治疗有什么优势？

1）能迅速开通闭塞的血管，有效解决冠状动脉狭窄，恢复局部的血液供应。

2）能够避免开胸手术，对身体创伤小，恢复快，降低感染风险。

3）局部麻醉，避免全身麻醉对脑、肝、肾等器官的副作用。

4）手术时间短，术后6~12小时可下床活动，3~5天可以出院。

10.冠状动脉造影前24小时患者需要做哪些准备？

1）完成各项辅助检查，如血常规、尿常规、凝血功能、肝功能、肾功能、电解质、心电图、超声心动图、胸部X线检查等。

2）皮肤准备：术前需要腹股沟局部备皮。

3）饮食准备：常规局部麻醉，不需要禁食禁饮，术前清淡饮食，不宜过饱。

4）药物准备：服用二甲双胍的患者如肾功能减退［eGFR在45ml/（min·1.73m^2）以下］，应在术前24小时停用二甲双胍。

5）特殊准备：对于年龄超过70岁，存在糖尿病、慢性肾功能不全的患者，要提前4～6小时进行水化（在冠状动脉造影术前，给予生理盐水持续静脉滴注，一般维持24小时），减少造影剂对肾脏的损害；对于过敏体质或支气管哮喘患者，在冠状动脉造影非常必要时，在术前要进行脱敏治疗；保证良好的休息和睡眠。

11.冠状动脉介入治疗术后伤口怎么护理？

1）经桡动脉穿刺。术后立即拔除鞘管，局部按压彻底止血后加压包扎，病情稳定时，不强调严格卧床时间；术后2小时松一次，6小时后松完，若手发麻、胀痛、手指颜色青紫，提示包扎过紧，应立即告知医务人员，适当调整包扎压力，不可自行调节；若穿刺部位敷料渗血或出现皮下血肿，提示包扎过松或位置不正确，应立即告知医务人员，及时调整或重新加压包扎。

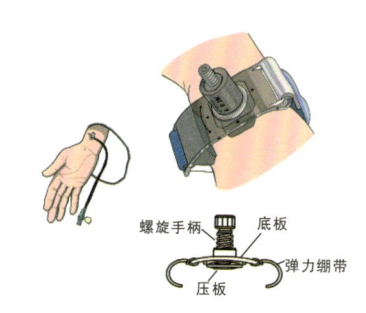

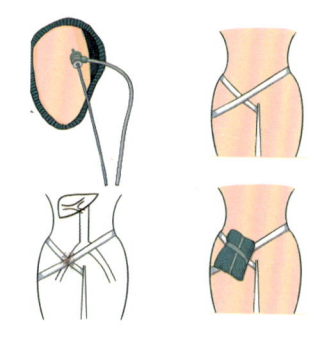

2）经股动脉穿刺。术后停用肝素4～6小时后，测定ACT（活化凝血时间）<150秒，即可拔除动脉鞘管；常规按压穿刺部位15～20分钟以彻底止血；弹力绷带加压包扎24小时；沙袋压迫6～8小时，术侧肢体保持平直，制动8～12小时，期间观察伤口有无出血、渗血，足背动脉搏动情况；取沙袋后可轻微活动肢体，避免坐起，继续卧床至24小时后，方可下床活动，患者应逐渐增加活动量，起床、下蹲时动作应缓慢，避免突然用力。此外也可术毕使用股动脉的压迫器、缝合器、闭合器等，减少病员压迫伤口时间和床上制动时间，但因上述设备价格较贵，临床上未广泛普及。

12.冠状动脉介入治疗术后患者如何服药？漏服或少服了怎么办？

按时、按剂量服用。

治疗过程中所有用药均应遵循医生的指导，切勿擅自停药或增减剂量，应尽量避免药物漏服。若偶尔1次忘记服药，对于漏服氯吡格雷，若在常规服药时间的12小时之内发现，应立即补服1次标准剂量；若在常规服药时间的12小时之后发现漏服，则在下次服药时间服用标准剂量即可，无需剂量加倍。而对于服用阿司匹林和替格瑞洛的患者，偶尔发生1次漏服，无需补服，只需在下次服药时间服用标准剂量即可。

13.冠状动脉介入治疗术后患者常用药物有哪些不良反应？

冠状动脉介入治疗术后患者常用药物的常见不良反应见表2-4。

表2-4 冠状动脉介入治疗术后患者常用药物的常见不良反应

类别	常用药	常见不良反应
环氧化酶抑制剂	阿司匹林肠溶片	恶心呕吐,出血
P2Y12受体拮抗剂	氯吡格雷,替格瑞洛	腹痛腹泻,恶心呕吐,食欲下降,腹胀,消化性溃疡,出血
ACEI（普利类）	贝那普利,培哚普利	低血压,头晕,头痛,心悸,心动过速,持续干咳
ARB（沙坦类）	氯沙坦,缬沙坦	头晕头痛,恶心呕吐,低血压
β受体阻滞剂	酒石酸美托洛尔,富马酸比索洛尔	疲劳,头痛,头晕,肢端发冷,心动过缓,心悸,腹痛,恶心,呕吐,腹泻和便秘等
他汀类	阿托伐他汀,瑞舒伐他汀,辛伐他汀	恶心,呕吐,头晕,头痛,便秘,腹痛

14.冠状动脉介入治疗术后患者日常饮食应注意什么？

1）注意能量平衡。冠心病患者常合并肥胖或超重,应通过限制能量的摄入或增加消耗将体重控制在理想范围,尤其是对合并有高脂血症的冠心病肥胖患者。

2）控制脂肪的摄入。许多研究证明，长期食用大量脂肪是引起动脉硬化的主要因素，对血脂的影响则更大。

（1）肉类：动物性脂肪主要为饱和脂肪酸且含有一定量的胆固醇，可使患者血脂增高。动物性食品特别是禽类含有丰富的脂肪和胆固醇，故冠心病患者不宜过多食用。

（2）鱼类：含胆固醇少，且鱼油中含有丰富的不饱和脂肪酸，有预防粥样硬化作用，故冠心病患者不必严格限制。

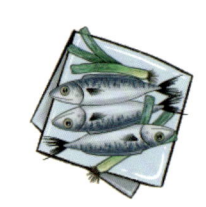

3）控制糖的摄入。

（1）宜多摄入粗粮、杂粮、蔬菜、瓜果，以增加饮食中纤维素、维生素含量。

（2）忌食用白糖、水果糖、奶糖、巧克力等纯糖类食物，纯甜类食物如雪糕、麦乳精等也应尽量少食用。

4）控制钠盐的摄入。钠盐能增加血管对各种升压物质的敏感性，引起细小动脉痉挛，使血压升高。钠盐摄入过多，水分就会按比例增加，全身血容量也就增多，直接增加心脏负担，诱发心绞痛或加重心力衰竭程度。因此，必须限制盐的摄入，采用低盐饮食，一般每日不超过5克。

5）适宜进食。

（1）蔬菜的摄入：既有利于防止冠心病患者摄入过多脂肪，又可以补充各种营养成分。基本所有的蔬菜，冠心病患者都可以食用，如洋葱、白菜、胡萝卜、海带、芹菜、菇类等。

（2）水果：苹果、西瓜、香蕉、猕猴桃等水果中含有丰富的维生素，对消化不良、食欲不振、高血压、冠心病有较好的预防作用。其他水果如葡萄、鲜枣、柑、橘等能帮助减少人体内多余脂肪、降低血脂，对冠心病的防治有积极作用。但是，冠心病合并有糖尿病的患者，应适当限制水果的摄入。

（3）五谷杂粮：如小麦、玉米、荞麦、燕麦等豆制品含不饱和脂肪酸，可软化血管内的胆固醇，预防心血管方面的疾病；膳食纤维能有效减缓糖类的吸收，并降低饭后血糖上升速度，使胰岛素产生作用，也对糖尿病患者有极大帮助。

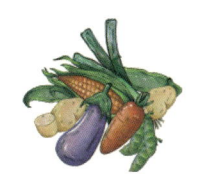

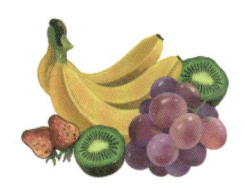

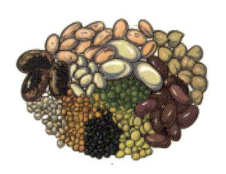

15.冠状动脉介入治疗术后还能吸烟、饮酒吗?

不能。香烟里的有害物质可能会损伤血管内膜,最终导致支架内再狭窄,甚至完全闭塞,引起急性心肌梗死。研究显示,冠状动脉介入治疗术后继续吸烟的患者,其心脏不良事件发生风险较戒烟患者大幅增加,且心绞痛发作和再住院率也明显增加。酒精的摄入会导致血管扩张、心率增快,进而造成血压不平稳和心肌耗氧增加,引发心脏不良事件,增加患者患高血压心脏病、心肌病、心房颤动/扑动和脑卒中的风险。

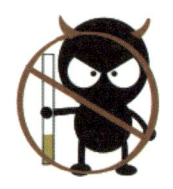

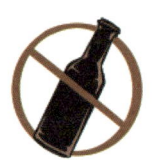

16.冠状动脉介入治疗术后患者可以恢复工作吗?

可以恢复工作。因为绝大部分患者在冠状动脉介入治疗术后,都很好地解决了冠状动脉狭窄的问题,术后生活质量得到了明显提高。但术后恢复工作的时间因人而异。术后

4～6周内，大多数患者都能重返工作岗位。罹患心肌梗死、从事重体力劳动等患者，则需要经过更长的恢复期后才能恢复工作。

17.冠状动脉介入治疗术后患者适合哪些运动？

冠状动脉介入治疗术后的患者，推荐参与一些对心脏负荷要求较低的运动，如快走、慢跑、散步、骑自行车、做健身操、游泳、打太极拳、跳广场舞等。

运动时间：运动时间和运动强度相配合会影响运动量的大小。当运动强度较大时，持续时间应相应缩短；当运动强度较小时，持续时间应适当延长。对于年龄小、病情轻、体力好的患者，可以进行强度较高、短时间的运动；而年老和肥胖患者进行强度较低、持续时间较长的运动较为合适。一般以30～60分钟为宜。

运动频率：一般以1周3～5次为宜，具体视运动量的大小而定。如果每一次的运动量较大，可间隔1～2天，但不要超过3天；如果每次运动量较小且患者身体允许，每天坚持运动1次最为理想。

18.冠状动脉介入治疗术后患者如何复查?

术后1个月、3个月、半年及1年时需复查血常规、血糖、血脂、肝肾功能、凝血功能、肌酸激酶（CK）；心肌梗死患者还需要复查心脏超声以了解心功能的恢复情况，复查24小时动态心电图了解心律失常情况。术后6～9个月复查冠状动脉造影，以了解有无支架再狭窄及新发病变。若冠状动脉支架植入术后未到复查时间出现胸痛、胸闷情况，应当及时就诊。

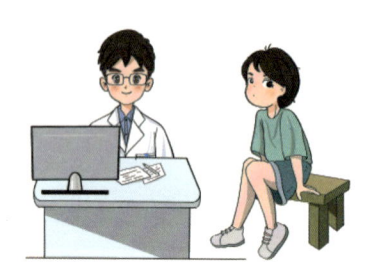

19.冠状动脉介入治疗术后如果需要做其他非心脏手术怎么办?

冠状动脉支架植入术后需要长期服用阿司匹林，且需要服用氯吡格雷或替格瑞洛等抗血小板药物至少1年以预防支架内血栓。如果是择期非心脏手术，可等到1年之后，如果实在等不到1年，也应尽可能推迟到支架植入术后3~6个月，以降低因为非心脏手术围术期停用抗血小板药物而带来的支架内血栓风险。若是危及生命的紧急手术，要充分评估患者的心脏情况，根据病情评估是否使用其他药物来暂时替代双联抗血小板药物。患者不能随便自行停药，需要听从心内科医生的建议，将支架血栓的风险尽可能降低。

（张露丹　万敏　郑燕）

第四节　特殊情况

1.冠状动脉介入治疗术后患者长期口服抗血小板药物出现黑便怎么办？

冠状动脉支架植入术后需要长期服用阿司匹林，且需要服用氯吡格雷或替格瑞洛等抗血小板药物至少1年，以预

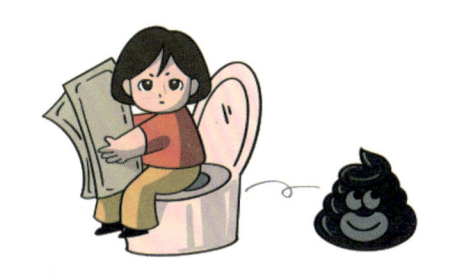

防支架内血栓。这些药最常见的副作用就是出血。如果出现黑便，应警惕上消化道出血，尽早就医，在医生的指导下进行评估及治疗。严重的消化道出血需要急诊进行胃肠镜检查及内镜下止血。对于既往有胃溃疡或反流性食管炎等胃肠道疾病的患者，医生可能会加用质子泵抑制剂（PPI）类药物，如泮托拉唑、雷贝拉唑，以抑制胃酸、保护胃黏膜，降低消化道出血风险。注意不能擅自停药，要由医生决定是否减药、停药或换用其他药物，以尽可能地降低支架内血栓风险。

2.冠状动脉支架植入术后患者可以做磁共振检查吗？

冠状动脉支架植入术后的患者可以做磁共振检查。心脏支架的材质分为弱磁性和无磁性两种。对于弱磁性材质，目前专家认为，在植入人体6～8周后进行磁共振检查是没有问题的。无磁性材质的冠状动脉支架通常由特殊的不锈钢、镍钛合金等制成，在植入人体后可以进行磁共振检查。目前市面上的冠状动脉支架产品说

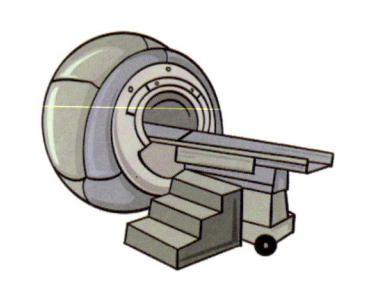

明书都注明了磁共振检查的安全性。除早期的外周动脉支架（2007年前）可能存在弱磁性外，其他支架产品在≤3.0T的磁共振检查中都是安全的。

3.冠状动脉支架植入人体会出现排异、过敏反应吗？

冠状动脉支架植入人体后引发排异、过敏的情况极其罕见。因为冠状动脉支架具有良好的生物相容性，在植入人体后与血液及血管壁接触，要求不产生炎症和过敏反应，有效减少急性血栓形成和阻止内膜组织增生，并且具有良好的抗凝血性。不过对于既往有严重金属过敏史的患者，应当告知医生，以利于更充分的术前评估。

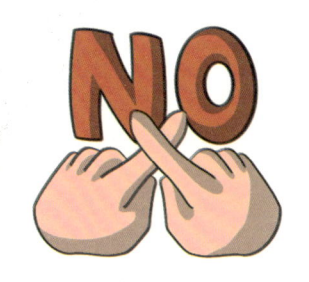

4.冠状动脉支架会移位吗？

冠状动脉支架成功植入后是不会移位。因为冠状动脉支架一般采用不锈钢合金材料制成,具有很强的支撑力,耐腐蚀和柔韧性高,不会生锈和塌陷。术中植入的支架需要充分扩张,使其紧紧地镶嵌于冠状动脉壁上。刚植入时,支架金属丝一面是暴露的,一般3个月后就可以完全包埋在血管壁内,即使剧烈活动、突然的体位变化、剧烈咳嗽等都不可能会引起支架移位。

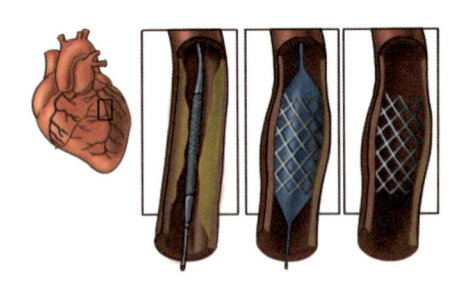

(郑燕)

参考文献

[1]中国心血管病一级预防指南[J].实用心脑肺血管病杂志,2021,29(1):44-64.

[2]中华医学会健康管理学分会,中华医学会心血管病学分会,中华医学会超声医学分会,等.中国体检人群心血管病危险因素筛查与管

理专家共识［J］. 中华健康管理学杂志，2015，9（6）：398-412.

［3］中国心血管病风险评估和管理指南编写联合委员会. 中国心血管病风险评估和管理指南［J］. 中国循环杂志，2019，34（1）：4-28.

［4］KNUUTI J, WIJNS W, SARASTE A, et al, 2019ESC Guidelines for the diagnosis and management of chronic coronary syndromes：The Task Force for the diagnosis and management of chronic coronary syndromes of the European Society of Cardiology（ESC）［J］. European Heart Journal, 2020, 41（3）：407-477.

［5］陈国伟. 急性冠状动脉综合征的临床表现［J］. 新医学，2002，33（1）：7-8.

［6］黄榕翀，郭宏洲.《2019欧洲心脏病学会慢性冠脉综合征的诊断和管理指南》解读［J］. 实用心脑肺血管病杂志，2019，27（10）：1-5.

［7］LIBBY P. The changing landscape of atherosclerosis［J］. Nature, 2021, 592（7855）：524533.

［8］中华医学会心血管病学分会影像学组，中国医师协会放射医师分会心血管专业委员会. 无创性心血管影像学技术临床适用标准中国专家共识［J］. 中华心血管病杂志，2020，48（11）：906-921.

［9］RAO S V, TREMMEL J A, GILCHRIST I C, et al. Best practices for transradial angiography and intervention：A consensus statement from the society for cardiovascular angiography and intervention's transradial working group [J]. Catheter Cardio Inte, 2013, 83（2）: 228-236.

[10] 王培利. 冠心病自我调养 [M]. 北京：科学技术文献出版社, 2009.

[11] 杨惠云, 丁抗宁. 冠心病健康管理 [M]. 西安：西安交通大学出版社, 2012.

[12] 陈华新. 冠心病防治一本通 [M]. 北京：金盾出版社, 2012.

[13] 刘平. 冠心病用药与食疗 [M]. 北京：金盾出版社, 2013.

[14] 侯桂华, 陆芸岚. 心血管病护理及技术专业知识 心血管介入护理分册 [M]. 北京：北京大学医学出版社, 2019.

[15] 游桂英, 温雅. 心血管病内科护理手册 [M]. 成都：四川大学出版社, 2021.

[16] 张兆国, 冯妍, 赵兰婷, 等. 建立基于医院和居家协同管理的心脏康复管理路径 [J]. 中华全科医师杂志, 2022, 21（7）: 696-700.

[17] 姚超永, 郑雅庆, 朱燕梅, 等. 冠心病患者心脏康复信息需求及影响因素分析 [J]. 中国卫生标准管理, 2022, 13（5）: 70-73.

[18] 李海燕, 胡鑫. 心血管专科护士培训手册 [M]. 北京：化学工业出版社, 2020.

[19] 侯桂华, 霍勇. 心血管介入治疗护理实用技术 [M]. 2版. 北京：北京大学医学出版社, 2017.

［20］李莺，冯雪，杜柳，等．Ⅱ期心脏康复对冠心病术后患者的干预效果［J］．中国护理管理，2021，21（12）：1790-1795.

［21］尤黎明，吴瑛．内科护理学［M］．6版．北京：人民卫生出版社，2017.

［22］葛均波，方唯一．现代心脏病学进展［M］．北京：科学出版社，2017.

［23］郭志刚，梁亚玲．饮食调节及基因改变在防治冠心病中的新观点［J］．中华老年心脑血管病杂志，2017，19（1）：2-4.

［24］李蕊，王丹丹，苏艳，等．冠心病心绞痛患者经皮冠状动脉介入术后生存质量的影响因素［J］．中国老年学杂志，2016，36（10）：2379-2380.

［25］雷锐，李志．经皮冠状动脉介入治疗患者术后心脏不良事件的发生情况与影响因素［J］．医学理论与实践，2018，31（12）：1757-1759.

［26］赵新娜，赵丽婷．中青年冠心病PCI术后病人重返工作后社会功能现状及其影响因素［J］．护理研究，2022，36（18）：3328-3332.

［27］陆少云，赵媛，唐亮宇．冠心病患者经皮冠状动脉介入术后的生活质量现状及影响因素分析［J］．慢性病学杂志，2022（2）：267-270.

［28］金清清，姚永杰．民航飞行员行冠状动脉性心脏病冠状动脉旁路移植术或支架植入术后特许飞行三例［J］．上海医学，2016，39

（9）：557-560.

［29］中华医学会心血管病学分会动脉粥样硬化与冠心病学组，中华医学会心血管病学分会介入心脏病学组，中国医师协会心血管内科医师分会血栓防治专业委员会，等．冠心病双联抗血小板治疗中国专家共识［J］．中华心血管病杂志，2021，49（5）：432-454.

［30］侯立君，张格祥．烟、酒消费行为、身体质量指数等对兰州地区冠心病患者影响的研究［J］．重庆医学，2014（30）：4087-4089.

［31］王刚，刘锐锋，高红丽，等．关于心脏支架的9个真相［J］．江苏卫生保健，2022（4）：10-11.

［32］陈纪言，陈韵岱，韩雅玲，等．经皮冠状动脉介入治疗术后运动康复专家共识［J］．中国介入心脏病学杂志，2016，10（7）：361-369.

［33］张俊亭．辟谣 关于支架的20个误区［J］．健康向导，2019，25（4）：4-7.

［34］郑金刚，车武强，壹图．心脏支架，这些您了解吗？［J］．中老年保健，2019，10（5）：10-11.

［35］杜若飞，王盼盼，陈长英，等．心肌梗死患者重返工作后生活质量的现状调查［J］．中华护理杂志，2020，55（4）：529-534.

［36］GOMES W J, DAYAN V, MYERS P O, et al. The 2021 American College of Cardiology/American Heart Association/Society for Cardiac

Angiography and Interventions guideline for coronary artery revascularization. A worldwide call for consistency and logic［J］. Journal of Thoracic and Cardiovascular Surgery，2022，165（1）：164-167.

［37］中华心血管病杂志（网络版）编辑委员会. 动脉粥样硬化斑块的筛查与临床管理专家共识［J］. 中华心血管病杂志（网络版），2022，5（1）：1-13.

［38］尤黎明. 内科护理学［M］. 6版. 北京：人民卫生出版社，2017.

第三章

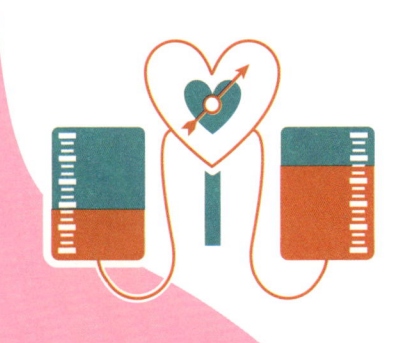

心动过缓及心源性猝死介入治疗

第一节 基础知识

1.什么是缓慢型心律失常？

缓慢型心律失常是指心脏搏动的频率过慢，或者心脏跳动间隔超过正常范围。成年人在安静、清醒状态下的正常心率范围是60～100次/分，低于60次/分称为心动过缓。

2.哪些因素会导致患缓慢型心律失常？

缺血、炎症、退行性变等可引起心脏传导系统病变，导致缓慢型心律失常。

1）电解质紊乱：如血钾过高，可引起显著的心动过缓甚至心脏停搏。

2）药物影响：某些抗心律失常的药物，如普罗帕酮、美托洛尔等会导致缓慢性心律失常。

3）过于劳累、紧张或者亢奋导致迷走神经张力增高。

4）颈动脉窦（颈动脉压力感受器）过敏：猛回头或者衣领过紧，脖颈受到压迫刺激。

5）心脏手术损伤了心脏传导系统。

3.缓慢型心律失常有什么表现？

缓慢型心律失常的表现主要取决于心、脑、肾等脏器的缺血情况。

1）脑供血不足的表现：头晕、乏力、记忆力减退、严重者可有黑矇，甚至出现晕厥。

2）其他伴随症状：心悸、心慌、胸闷，冠心病患者可有心绞痛，或加重心力衰竭症状。

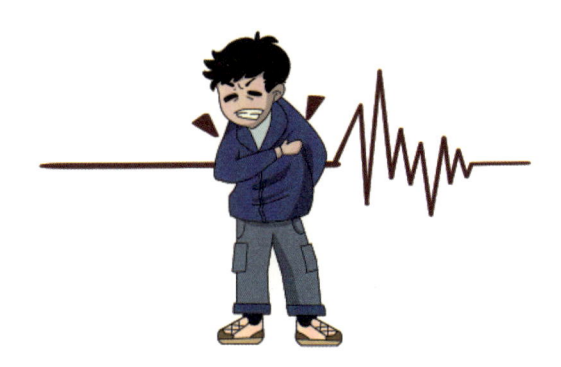

4.缓慢型心律失常的治疗方法有哪些?

1)病因治疗。找到引起缓慢型心律失常的原因,积极去除诱因,如纠正电解质紊乱及酸碱失衡,治疗原发疾病(如冠心病、心肌梗死、心肌病等)。

2)药物治疗。目前没有能够安全、有效地治疗缓慢型心律失常的口服药物;紧急情况下,医生可能会静脉使用阿托品、异丙肾上腺素提升心率。

3)安置人工心脏起搏器。反复、频发、持续头晕和黑矇的患者,可在心内科医生的评估下决定是否需要植入人工心脏起搏器。

5.什么是心脏起搏治疗?

心脏起搏治疗就是脉冲发生器持续监测心率,当心率降至设定的起搏频率以下时,它会向心脏发放一次脉冲,经电极导线将电流引入心脏,使

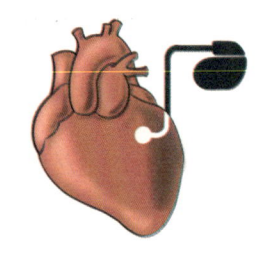

其跳动，恢复心脏泵血功能。它除了可以用于治疗缓慢型心律失常，随着起搏器的功能日趋完善，还能改善心脏不同步收缩导致的心力衰竭症状，也可用于预防某些类型的快速型心律失常所导致的猝死。

6. 什么是人工心脏起搏器？

人工心脏起搏器是一种植入人体内的医用电子治疗仪器，主要由电极导线和脉冲发生器组成，其刺激心脏产生动作电位，从而代替心脏起搏点，使心脏按一定节律收缩，恢复心脏泵血功能。

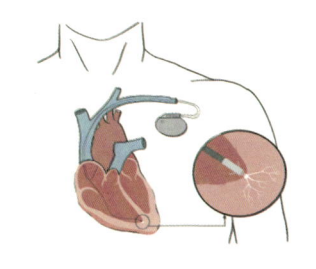

7. 人工心脏起搏器有哪些类型？

根据使用时间，分为临时性心脏起搏器和永久性心脏起搏器；根据有无导线，分为有导线起搏器和无导线起搏器；根据电极数量，分为单腔起搏器、双腔起搏器、三腔起搏器；根据起搏器功能，分为普通永久起搏器、心脏再同步化治疗起搏器、带除颤功能的植入型复律除颤器、心脏再同步化治疗除颤器。

临时性心脏起搏器是一种临时心脏起搏设备，就像停电时使用的应急灯，使用时间一般不超过2周，是针对急性心肌梗死、急性心肌炎、电解质紊乱、药物中毒、外科手术引起的严重心动过缓时的短期治疗，其也可以为有缓慢型心律失常的患者提供一项重要的安全保障，帮助患者安全、平稳、顺利渡过外科手术麻醉期。

永久性人工心脏起搏器有以下几类：

1）单腔起搏器。只有一根电极，放在心房或心室。

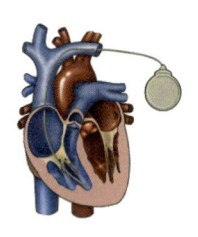

2）双腔起搏器。有两根电极，在心房和心室各放一根。

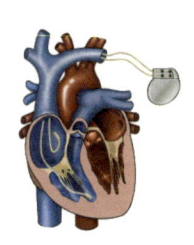

3）三腔起搏器。又叫作心脏再同步化治疗起搏器（CRT），有三根电极，在右心房和左、右心室各放一根。在传统起搏的基础上增加左心室起搏，以恢复左、右心室间和左心室内运动的同步性，提高心脏排血效率，改善患者的心脏功能，提高运动耐量，长期有助于改善心肌重构、降低心衰住院率和死亡率。心脏再同步治疗除颤器（CRT-D）还结合了植入型心律转复除颤器的附加功能，可快速终止异常快速、危及生命的心律失常。

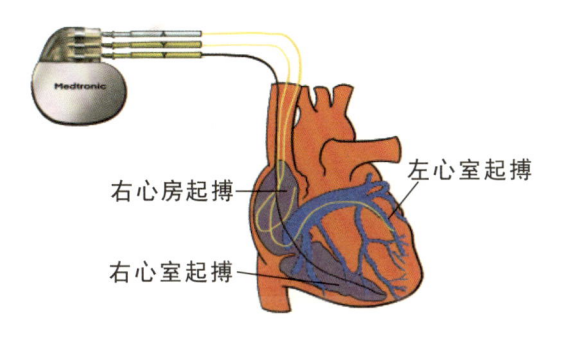

4）植入型心律转复除颤器（ICD）。具有快速心律失常自动识别和自动放电除颤功能，是治疗持续性或致命性室性心律失常的重要医疗器械。

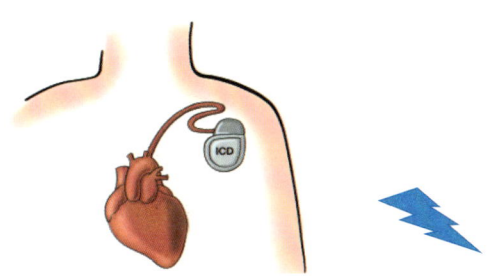

5）无导线起搏器。顾名思义，是没有导线的起搏器。起搏导线和脉冲发生器合二为一，因体积非常小，又名胶囊起搏器。

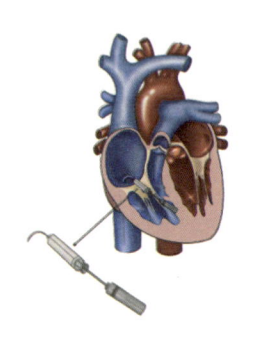

8.可以通过吃药治疗缓慢型心律失常吗？

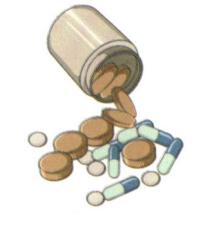

临床上很少使用口服药物治疗缓慢型心律失常。对于基础病因可逆的缓慢型心律失常，如急性冠状动脉综合征、急性心肌炎、电解质紊乱和药物不良反应等引起的缓慢型心律失常，必要情况下可静脉使用阿托品、异丙肾上腺素等药物提高心率。若患者药物反应不佳，则可考虑安置临时起搏器稳定患者生命体征。对于病因不可逆的或者经治疗后心脏传导功能无法恢复的患者，应行永久性起搏器植入术。

9.哪些人需要植入人工心脏起搏器？

1）心动过缓的患者。心脏跳动每分钟小于60次就是心动过缓，如果心率经常小于40次/分或者有心脏停跳超过3秒以上的情况，尤其是伴有乏力、胸闷、头晕、黑矇，甚至晕厥症状的患者，可能需要植入人工心脏起搏器。

2）如果患者因治疗其他疾病必须服用某些可致心律缓慢的药物，而自身心率又比较慢时，可能需要植入人工心脏起搏器。

3）心脏跳动无力的患者。心力衰竭、心脏增大导致心脏不协调运动，心脏泵血功能下降，药物治疗效果不好的患者，也可能需要植入人工心脏起搏器（心脏再同步化治疗起搏器）。

4）心脏猝死高危患者。如扩张性心肌病、肥厚性心肌病的患者，还有曾心脏性猝死的幸存者，应该尽早评估植入ICD，以预防心脏性猝死。

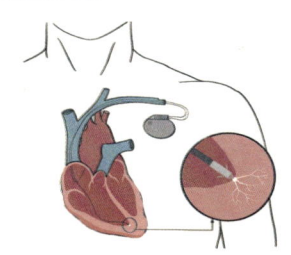

10. 人工心脏起搏器除了起搏，还有其他功能吗？

首先，人工心脏起搏器的基本功能是心脏起搏，心脏起搏器每分每秒都在监测心率，如果心率过慢，低于设定值，它就通过发放电脉冲起搏心腔，恢复有效的心脏搏动。

其次，人工心脏起搏器还有复律除颤功能，当植入了这类起搏器后，若识别到患者心率太快或心律太乱，那它就会自动除颤，使患者心脏节律恢复正常，预防心律失常导致的心脏性猝死事件的发生。

最后，还有一种三腔起搏器，它可以模拟心脏正常跳动，改善心脏不协调运动，使心室收缩同步化，以提高心肌收缩力，增加射血，从而改善心力衰竭症状。

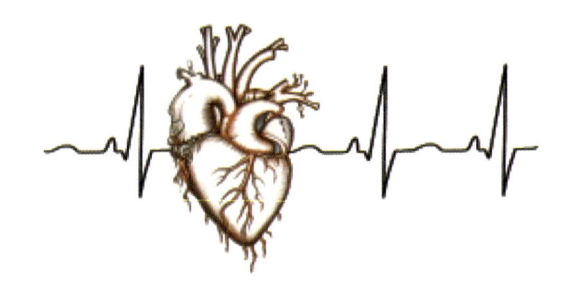

第三章　心动过缓及心源性猝死介入治疗

名词解释：

心脏的射血分数（EF值）：指心脏每次搏动输出血量占左心室舒张末期血容量的百分比，正常值为50%～70%，可通过心脏彩超进行检查，是判断心力衰竭类型的重要指标之一。

11.人工心脏起搏器怎么植入人体？

人工心脏起搏器植入术在心导管室或手术室进行，需要X线辅助，一般给予患者局部麻醉，手术时间为1～3小时，不能配合的患者需要全麻。

1）有导线人工心脏起搏器植入。患者取仰卧位，消毒铺巾，以利多卡因局部麻醉后，常选择穿刺左/右侧锁骨下静脉或腋静脉，送入导丝，在前胸的位置（锁骨下第一肋间）

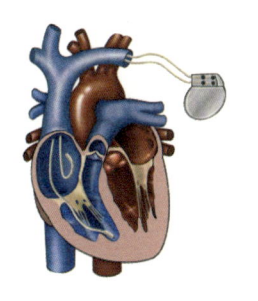

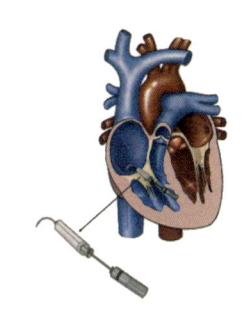

处切开皮肤3~5cm，分离皮下组织至胸大肌筋膜，做一个与起搏器大小相符的囊袋，沿静脉送入起搏电极至心腔合适位置，测试起搏参数满意后，起搏电极连接脉冲发生器（起搏器），把起搏器放入囊袋，缝合囊袋和伤口，局部加压包扎。

2）无导线人工心脏起搏器植入。患者取仰卧位，消毒铺巾，以利多卡因局部麻醉后，穿刺右股静脉，置入导丝，送入鞘管，做股静脉造影，查看血管有无狭窄和迂曲，沿鞘管通过专用的输送系统将起搏器输送至右心室间隔侧，造影确认起搏器输送系统与心肌贴靠良好，从输送系统推出起搏器系统，进行牵拉试验，同时观察影像，确认起搏器固定小翼勾挂心肌，测定起搏参数满意后，剪断起搏器拴绳，完全释放起搏器，移除输送系统，拔出鞘管，缝合伤口，局部加压包扎。

12.无导线和有导线人工心脏起搏器有什么区别？

有导线人工心脏起搏器，也就是传统心脏起搏器，它由脉冲发生器与起搏电极导线组成，需做外科切口，制作囊袋和植入电极导线，因此，存在电极脱位、囊袋血肿、起搏器周围组织感染等并发症。如果静脉通路异常,也会使经静脉植入导线存在一定局限性。自1958年世界上第一台人工心脏起搏器问世,至今已有60余年的历史。起搏器在我国应用也已经超过40余年,经过不断改进,起搏技术已经非常成熟,手术医生的操作也很熟练,成功率非常高,并发症发生率很低。

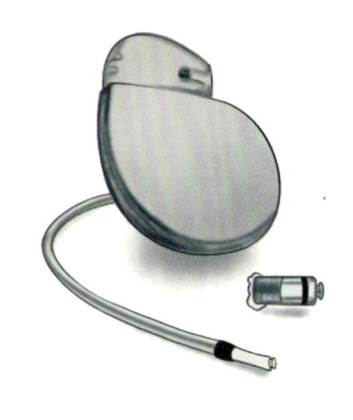

无导线人工心脏起搏器是目前最新的心脏起搏技术,它是集脉冲发生器和起搏电极导线为一体的新型起搏器,似胶囊大小,从股静脉入路植入患者右室心肌,其优点有以下几个方面:

1)手术成功率高,手术医生学习曲线较短,易于掌握。

2)创伤小,恢复快、术后卧床时间短,无须上肢制动,舒适度明显提高。

3)避免了囊袋和电极相关的并发症,特别适用于高龄、低体重、上肢静脉通路异常、基础疾病较多、囊袋血肿、囊袋感染和瘢痕体质者。

13.永久性心脏起搏器的使用寿命有多长?

永久性心脏起搏器的使用寿命主要与起搏器类型、电池容量和起搏使用频率有关,平均寿命为5～12年。此外,起搏电压、感知电流、起搏阈值阻抗、基础心率、脉宽等也会不同程度地影响心脏起搏器植入寿命,每位患者的具体情况不同,起搏器类型和各类参数设置也需要私人订制。因此,有植入起搏器的患者每天安静时(特别是早上起床时)数脉搏,并记录,是一个很好的习惯。如果发现脉搏次数低于设定频率的10%,需及时就医,平时也必须按负责医生的要求定期接受起搏器远程控制,检查起搏器的工作状态和电池消耗情况。

(李伟萍 赵雪梅)

第三章 心动过缓及心源性猝死介入治疗

第二节 疾病危害

1.缓慢型心律失常对身体有什么影响?

心动过缓会导致心排血量下降。患者会出现与心动过缓有关的心、脑等器官供血不足的一系列表现,如头晕、黑矇、晕厥等,长期的心动过缓也可引起全身性表现,如疲乏、运动耐量下降,以及加重充血性心力衰竭等。

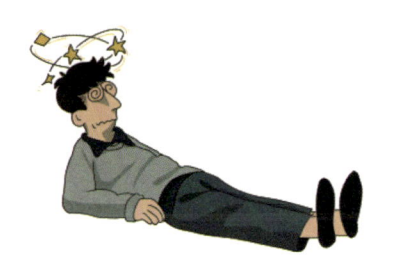

2.缓慢型心律失常有生命危险吗?

缓慢型心律失常可能会有生命危险,若心脏出现停止跳动,心脏射血功能突然终止,全身血液循环中断,严重时则可导致死亡。心脏停跳10秒就会出现意识丧失,突然倒地;停跳30秒就会出现全身抽搐,大小便失禁;停跳60秒则患者自主呼吸逐渐停止;4分钟后开始出现脑组织损伤。如果在4~6分钟内得到及时救治,存活率较高。

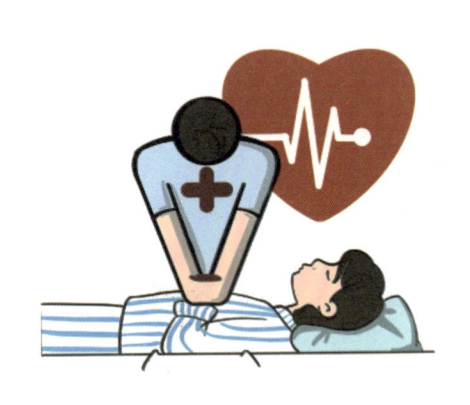

第三节　预防治疗

1.人工心脏起搏器植入术前24小时患者需要做哪些准备?

人工心脏起搏器植入术属于微创手术,手术切口较小,一般在局部麻醉下完成。患者术前24小时准备如下。

1）完善各项检查：完善血常规、生化、凝血、输血全套、心脏超声等检查。

2）用药准备：根据病情，术前3～5天停用抗凝、抗血小板等药物，根据拟使用抗生素种类评估是否做皮试，术前半小时遵医嘱使用抗生素，预防感染。

3）皮肤准备：术前一天做好全身皮肤清洁，注意保暖，预防感冒。术中消毒范围上至下颌，下至乳头平面，左、右至双侧腋中线，包括双侧腋窝，因此需要双侧颈部、前胸及双侧腋窝备皮；若需要经股静脉安置临时起搏器，则增加会阴及腹股沟皮肤准备。术晨取下活动性义齿及项链、戒指等贵重物品，着清洁舒适的病员服。

4）胃肠道准备：常规局部麻醉，不需要禁食禁饮，术前清淡饮食，不宜过饱；因病情需要全麻进行手术时，则应禁食6～8小时；术前排空大小便。

5）静脉通路：通常需要在患者左侧上肢建立外周静脉通路，留置针通畅，回血良好，用透明敷贴妥善固定，便于医务人员术前静脉输入抗生素及术中给药。

6）因术后患者需卧床，术前应在病房练习平卧位解大小便。

7）心理准备：保证良好的睡眠，放松心情，若患者过于紧张或焦虑，可及时向医务人员寻求帮助，评估后手术前晚上可适当遵医嘱服用镇静药物，得到充分休息。

2.植入人工心脏起搏器后还需要药物治疗吗？

对于单纯缓慢型心律失常的患者，人工心脏起搏器植入术后不需要接受常规药物治疗，只需要针对并存疾病用药，如高血压患者遵医嘱服用降压药物即可。若合并快速型心律失常，患者术后可能需要使用抗心律失常药物控制快速型心律失常；若基础疾病为心力衰竭，术后仍然需要规范化的药物治疗。

3.人工心脏起搏器植入术后伤口如何护理？

切口处应用0.5～1千克盐袋压迫4～6小时，避免局部出血或血肿，间隔2小时解除压迫5分钟，6小时后移去盐袋，观察切口处有无渗血、红、肿、热、痛，观察皮肤有无变暗发

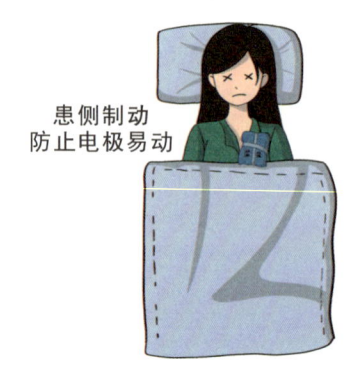

紫、波动感等。术后24小时换药一次，保持敷料清洁干燥。术后7天拆线，拆线前勿淋浴，保持敷料清洁干燥，避免感染；拆线后仍保持敷料干燥，穿柔软的内衣，避免摩擦和撞击，勿将电极片贴于起搏器囊袋处，禁止抓挠手术切口，以免局部皮肤破溃造成感染。术后一周才可淋浴。

4.人工心脏起搏器植入术后如何恢复工作和学习？

可以逐渐恢复工作和学习，但不能从事重体力劳动，因为起搏器是心脏植入型电子器械，患者不能在高压磁场的环境工作，如电视台发射站、雷达区、变电站、电焊场所等。

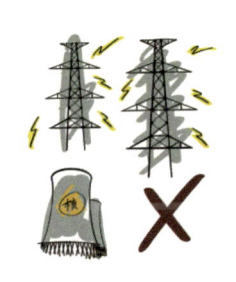

5.人工心脏起搏器植入术后患者可以活动吗？

可以。目前研究显示，人工心脏起搏器术后限制卧床3～24小时不等，专家建议在术后无凝血功能障碍、营养充足的前提下，患者可实施术侧肢体活动，在有安全监测和保障的前提下进行循序渐进的活动。心脏起搏器植入相关的多项研究证实，早期活动不增加术后并发症发生率，却能提升患者术后生理的舒适度。此外，既往研究表明，人工心脏起搏器植入患者术后3个月肩部相关问题或肩部功能受损的发生率高达60%。因此，人工心脏起搏器植入术后，患者应在医生的指导下进行有效、安全的活动，逐渐恢复日常生活能力。

1）术后24小时。患者凝血功能正常，营养状况良好，在妥善固定肩关节的基础上，在医务人员的协助下进行术后早期活动。需循序渐进，不可操之过急。从被动运动开始，术侧上肢制动2小时，2小时后可适当活动指关节、腕关节及肘关节，避免关节僵硬，血液回流不畅，可进行术侧上肢的握拳运动（患者平卧位，上肢伸直，五指用力伸直，再用力握拳，如此反复）。术后12小时可逐渐将床头摇高至30度左右，24小时内可逐步过渡到坐位，坐位脚悬吊在床边、床旁，站立，床旁行走，病室内步行，以及上1层楼梯或固定踏车训练，主要活动部位为四肢和核心肌群。运动时间和频率根据患者耐受情况调整，出现胸闷、胸痛、头晕等不适或起搏器异常等不良情况时，应立即停止运动，并告知医生进行处理。

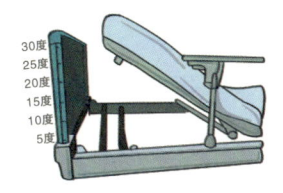

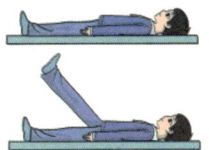

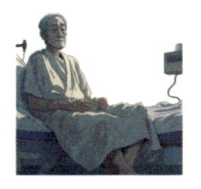

2）术后7天内。

（1）术后第1天，握拳运动。患者卧床，术侧上肢握弹力球，进行握拳、松拳，以防止手部关节僵硬。

（2）术后第2天，外展运动。患者直立，双手放于身体两侧，双目平视前方，将术侧上肢打开，尽量让手臂外展，再收回，再打开，术侧上肢伸展角度不超过90度。

（3）术后第3天，前伸运动。患者直立，双手放于身体两侧，双目平视前方，将术侧上肢尽量往前伸，尽可能伸直，逐步完成练习。

（4）术后第4天，后伸运动。患者直立，双手放于身体两侧，双目平视前方，将术侧上肢尽量往后伸，尽可能伸直，逐步完成练习。

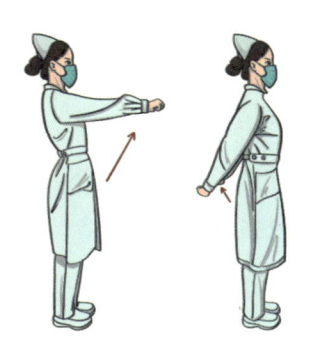

（5）术后第5天，耸肩、旋肩运动。患者直立，进行耸肩运动，术侧肩部尽可能用力上提保持5~10秒，之后回到肩部起始位置，幅度由弱到强；旋肩运动，以肩峰为轴，先顺时针旋转30次，休息5~10秒后再逆时针旋转30次。

（6）术后第6天，旋臂运动。患者直立，双手放于身体两侧，术侧上肢外展，以肩为轴，顺时针方向旋转30次，休息5~10秒后再逆时针旋转30次。

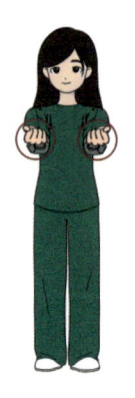

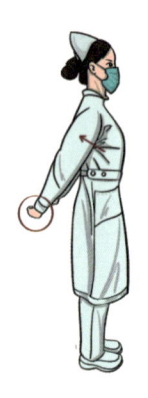

（7）术后第7天，爬墙、绕头运动。患者直立，双上肢贴靠墙壁，术侧手指慢慢向上爬，再从同侧耳部逐渐绕到枕后摸向对侧，全方位活动肩关节。一周内手臂活动范围不超过肩膀高度，活动内容和时间可根据患者情况调整，1周后至1个月内可逐渐加大幅度做抬臂或

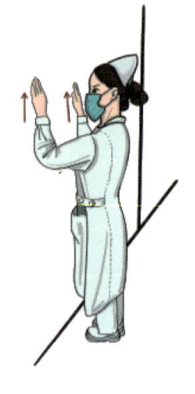

"爬墙"等运动，直到手臂可举过头顶摸到对侧耳垂。

3）术后1~3个月。术后1个月内睡眠采取平卧位或健侧卧位；术后3个月内应避免植入起搏器一侧上肢剧烈活动，避免高举手臂和提取重物，避免做引体向上运动。术后可以从事家务劳动和日常工作，但要量力而行。患者出院后循序渐进开展1次/天的肩关节活动，包括肩关节前伸、外展，活动范围不超过90度。对于起搏器同侧肩部以下区域，不建议大幅度进行手臂运动；对于非起搏器同侧肩部以下区域，可正常进行手臂运动。运动诱发心律失常并有症状的患者，应避免参与竞技性活动和中高强度的运动或娱乐性活动。

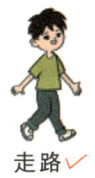

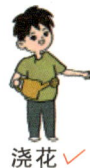

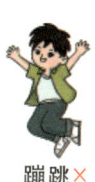

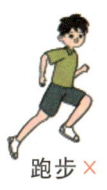

6.人工心脏起搏器植入术后应该如何随访？

人工心脏起搏器植入术后患者的定期随访及程序控制非常重要，医生与工程师会通过外部程序控制仪对人工心脏起搏器进行系统性检测，调整参数，判断起搏器能否正常工作，以确保患者生命安全，一般在出院后1个月、3个月、6个月随访一次，情况稳定后每6个月随访1次，电池即将耗竭时1～3个月随访一次，出院后早、晚各测1次脉搏，若比原来脉搏、心率每分钟少6次以上，或感到胸闷、心悸、头晕及其他不适，应立即到医院就诊。心血管植入型电子器械（CIED）患者目前有远程随访与门诊随访两种方式。研究表明，家庭监测可以降低门诊随访次数58%，减少医护人员和患者的时间花费，并能实时监测患者的心律失常、心房颤动和心力衰竭等，尽早发现设备的故障等，减少患者的安全隐患。远程监测系统不仅有利于患者管理，而且可以降低医疗费用。患者可根据自身情况选择合适的随访方式。

（刘小芳）

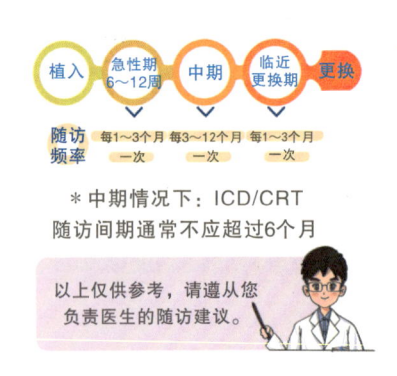

第四节 特殊情况

1. 人工心脏起搏器植入后使用家用电器安全吗?

随着起搏器技术的发展,现代人工心脏起搏器的外壳材料和电路设计使其在日常生活中几乎不会受到电磁干扰,一般家用电器如电视机、洗衣机、电冰箱、空调、吸尘器、微波炉、电熨斗、剃须刀、遥控器,以及办公设备如打印机、复印机、传真机、电脑等,只要正确操作和接触,都不会影响人工心脏起搏器的功能,患者是安全的。

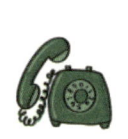

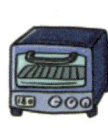

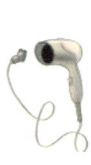

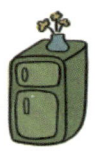

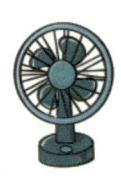

2.电子产品会影响人工心脏起搏器工作吗?

　　人工心脏起搏器是一种高精密电子设备,它的工作性能可受强磁场和强电流干扰,不可靠近高压设备、电视或广播信号发射塔、变电站、大型电动机、发电机等。靠近时可能对人工心脏起搏器有影响的电子产品有大功率对讲机、金属探测仪、链锯、电焊机、手持电钻等,最好能与这些物品保持一定距离(15厘米以上)。人工心脏起搏器植入术后需要掌握以下几个原则:

　　1)不要将电子产品放在上衣口袋,不要贴在起搏器上方。

　　2)注意控制磁性治疗设备(如腰垫、按摩垫等)应距离心脏起搏器15厘米以上。

　　3)常用家用电器都可以使用,控制距离心脏起搏器15厘米以上,电磁炉加热时控制距离在60厘米以上。

　　4)不要在商场超市等场所的防盗门附近逗留,更不要倚靠在门边。

　　5)避开具有强电磁场的大型电视或广播信号发射塔,以及10万伏高压线,这些地方的公共区域通常是安全的,但也建议尽量缩短在这些场所的逗留时间。

6）医院就诊时，事先告知医务人员装有人工心脏起搏器，因为有些检查和治疗可能会影响起搏器的功能。

7）要定期对人工心脏起搏器的工作状况进行检测，与程序控制医生保持联系。

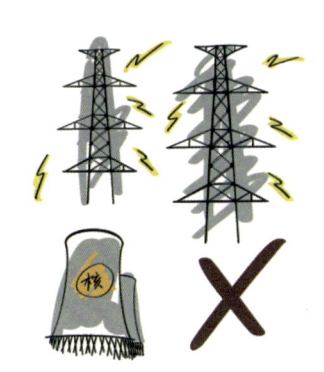

3.人工心脏起搏器植入术后会影响出行吗？

人工心脏起搏器植入术后的患者康复后，可以外出旅行，乘坐汽车、公交、地铁、火车、飞机、轮船都没有问题，机场安检仪器对人工心脏起搏器也没有影响，但人工心脏起搏器能触发金属探测器报警，所以外出时应随身携带人工心脏起搏器植入卡，在机场事先向安检人员出示。在飞机起飞和下降过程中，由于飞

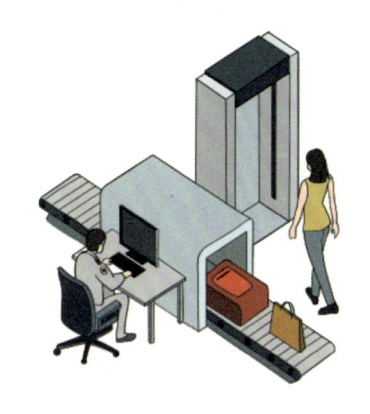

行角度、速度和高度变化，可能会产生一些轻微不适，但不会影响人工心脏起搏器正常工作。打开睡眠模式的起搏器患者，出国旅行前需要到医院程控并做相应调整。

4.雷雨天气会影响人工心脏起搏器工作吗？

有人误认为装了人工心脏起搏器的患者在雷雨天外出很危险，其实不是这样的。雷雨天并不会影响人工心脏起搏器的正常使用。在遇到强雷电时，人工心脏起搏器会自动调整到安全模式。

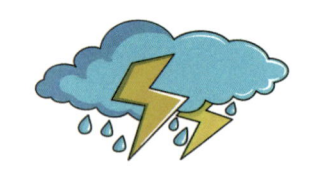

5.哪些医疗设备或治疗方法会对人工心脏起搏器产生影响？

某些医疗设备会利用磁场原理或通过高频拍打刺激来进行监测或治疗，如磁共振诊断仪、电针、电手术刀、除颤仪、透热疗法治疗仪、放疗、γ射线装置、冲击波碎石仪、床垫型或枕型磁疗仪、射频消融、经皮电神经刺激等，这些会对人工心脏起搏器有一定影响，治疗时需采取一定防护措施。

某些型号的人工心脏起搏器内有能探测人体呼吸频率的特殊感知器，使用超声检查及治疗、人工呼吸机及呼吸频率监测仪器可能会引起人工心脏起搏器误判，从而使人工心脏起搏器做出不必要的起搏频率调整，这也是需要注意的。

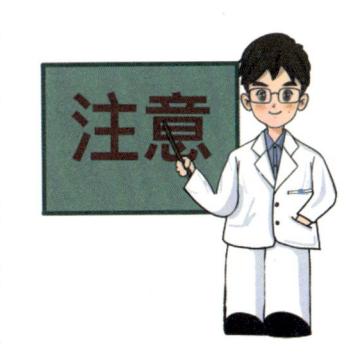

因此，医院就诊时，植入心脏起搏器的患者请事先告知医务人员。

6.人工心脏起搏器植入术后，会影响其他外科手术吗？

人工心脏起搏器和其他外科手术本身并无冲突。一些外科手术前，医生可能会给部分存在缓慢型心律失常但未植入永久起搏器的患者安装临时性起搏器，以保证术中心脏安全。由于很多手术需在麻醉状态下进行，而一些麻醉药物可能影响患者心率，所以对于已有植入式心脏起搏器的患者来说，反而会使外科手术更加安全。如果有些外科手术中需要用到电刀设备，在进行外科手术前，植入心脏起搏器的患者需要接受围手术期的安全评估和起搏器模式调整。

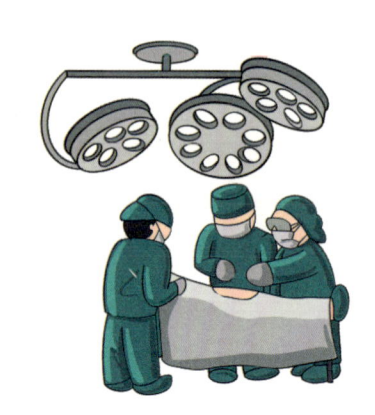

7.女性患者安了人工心脏起搏器会影响生育及哺乳吗？

人工心脏起搏器植入本身并不会影响生育。对于患有缓慢型心律失常、需要植入心脏起搏器的育龄期年轻女性，早发现、早干预更能及时地控制好病情。生育前安装不影响生育，并且能为生育提供更加有效的心脏保护。

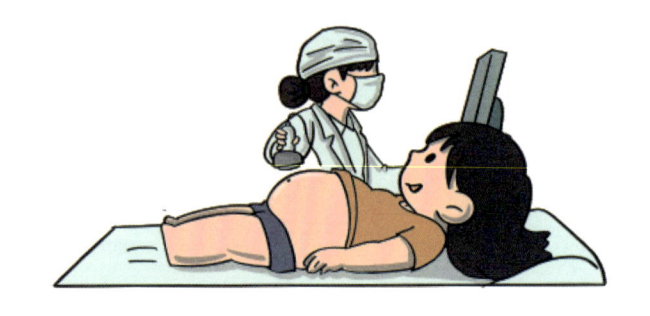

8.出现哪些情况提示必须更换人工心脏起搏器?

1）电池耗竭需要更换人工心脏起搏器。起搏器的电池消耗、电池老化后,不能提供足够的驱动电流维持脉冲器正常的工作,如果通过监测发现起搏器电池存在用尽或耗竭等情况,要及早更换。不同类型的人工心脏起搏器,使用年限也不一样,一般平均使用寿命为5～10年。

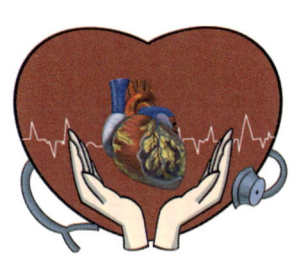

图4-8

2）因电极导线参数不良、磨损、脱位等需要进行电极导线更换/重置。

3）因囊袋溃破、感染等需要更换起搏系统。

4）因病情需要增加除颤电极导线、左室电极导线而进行起搏系统升级。

5）因其他特殊原因需要更换人工心脏起搏器。

在安装人工心脏起搏器之后,要到专业正规的医疗机构定期复查,监测起搏器的工作情况,如果临近起搏器更换时间,要提高随访频率。

9.人工心脏起搏器植入术后可以做磁共振吗?

安装了磁共振兼容心脏起搏器系统的患者允许进行磁共振检查。但在磁共振检查前需要确认的事项包括:心脏起搏器系统兼容的磁场强度、扫描区域等限制要求,确认磁共振检查日期距离术后6周以上,确认身体内是否有其他植入物影响磁共振检查,进行磁共振扫描之前必须对起搏器进行程控以开启磁共振兼容模式。因此,安装有人工心脏起搏器的患者需要在进行磁共振扫描之前咨询专科医生。

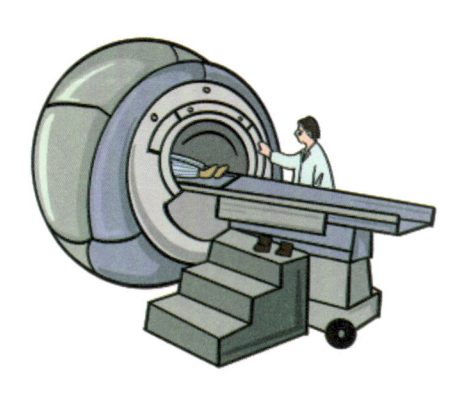

(周小燕)

参考文献

[1] 张洁, 姚洁, 费海平, 等. 气囊加压装置在永久起搏器植入术后伤口护理中的应用[J]. 护理学报, 2021, 28(20): 64-67.

[2] 姜永侠. 人工心脏起搏器置入患者的术后护理及健康指导[J]. 中国医药指南, 2016, 14(33): 189.

[3] 陈芳芳, 叶灵晓, 胡雁, 等. 心脏起搏器术后患者早期运动康复的最佳证据总结[J]. 护理学报, 2022, 29(8): 53-58.

[4] 李琦. 基于循证医学证据的心脏永久起搏器植入术后早期下床的临床研究[D]. 兰州: 兰州大学, 2018.

[5] 中华医学会心电生理和起搏分会, 中国医师协会心律学专业委员会. 心血管植入型电子器械术后随访的中国专家共识解读[J]. 中华心律失常学杂志, 2021, 25(5): 374-378.

[6] 齐书英, 马彦卓, 孔令锋, 等. 实现心脏再同步化治疗的器械和技术的改进[J]. 中国心脏起搏与心电生理杂志, 2021, 35(4): 291-293.

[7] 周利, 荣凌, 柴玉琼, 等. Micra无导线起搏器临床应用的安全性和有效性分析[J]. 中国心脏起搏与心电生理杂志, 2022, 36(5): 433-436.

［8］华伟．心脏起搏技术［M］．2版．北京：人民卫生出版社，2022．

［9］王敏，罗伟刚．心脏起搏器植入后时间寿命及影响因素分析［J］．陕西医学杂志，2018，47（10）：1259-1261．

［10］陆政德，石磊，覃绍明，等．Micra无导线起搏器和传统起搏器的近期临床疗效比较［J］．中国心脏起搏与心电生理杂志，2022，36（1）：22-25．

第四章

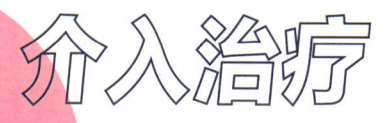

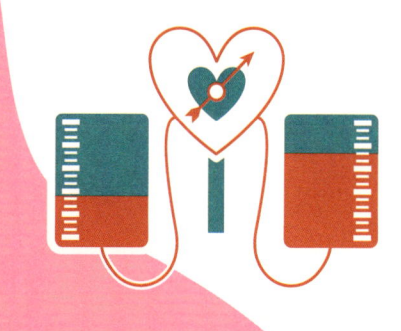

快速型心律失常介入治疗

第一节 基础知识

1.什么是快速型心律失常

快速型心律失常是指起搏点以较正常频率高的频率发出冲动，在一段时间内反复刺激心脏活动或引起异位性心搏，使心率超过100次/分。通俗地说，就是心跳每分钟大于100次，或心脏"乱跳"，即心跳节律不整齐。

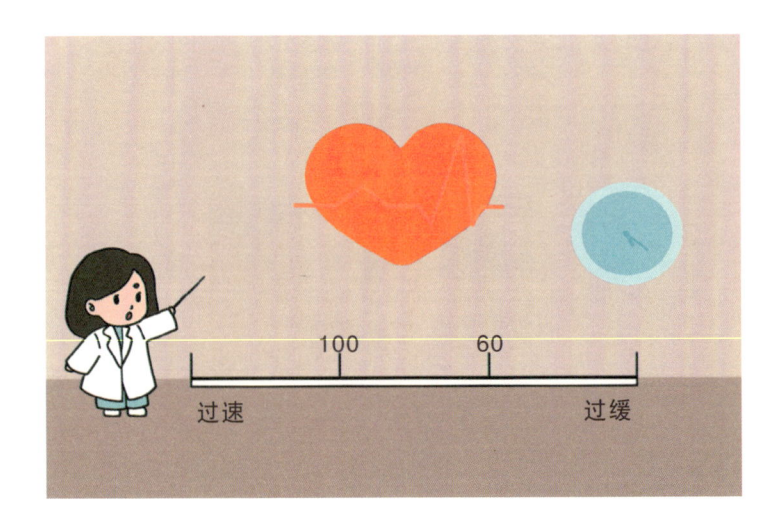

第四章 快速型心律失常介入治疗

2.快速型心律失常分为哪几类?

1)早搏。早搏是由心脏异常起搏位点在正常心脏搏动之前发出电脉冲所引起的心脏搏动,这种额外的搏动会影响正常的心律,临床称为期前收缩,是常见的心律失常类型。

2)心动过速。

(1)扑动。

①心房扑动。指患者心房的电信号传导通路出现异常,致使心房搏动过快,心房异位起搏点的频率可达250~350次/分,心房收缩快而协调,是介于房速和心房颤动之间的快速型心律失常。

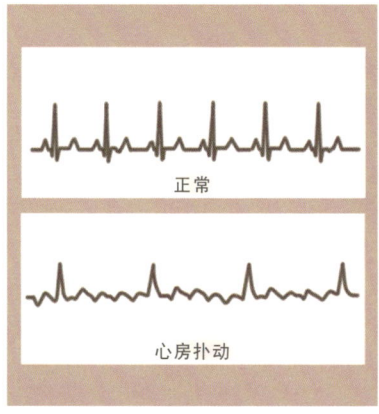

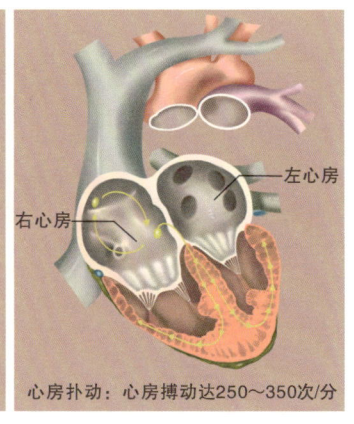

正常

心房扑动

心房扑动:心房搏动达250~350次/分

左心房

右心房

99

②心室扑动。指心室发生快速、无规律的兴奋，每分钟150～300次，平均200次；可以很快转为心室颤动，因此也被称为恶性心律失常。

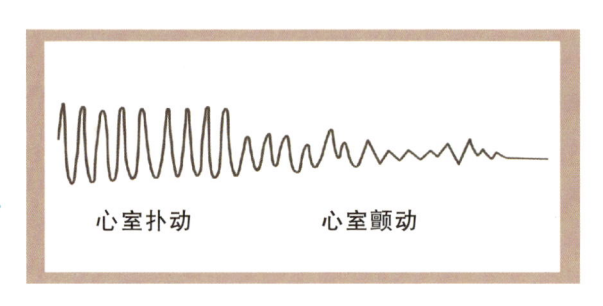

心室扑动　　　心室颤动

（2）颤动。

①心房颤动。指原本规则有序的心房电活动丧失，代之以快速无序的颤动波，是严重的心房电活动紊乱；通常表现为心率很快且不规则，心房颤动频率为350～600次/分。

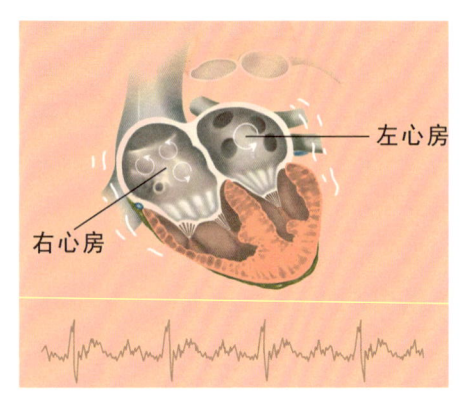

左心房

右心房

②心室颤动。指心室发生无序的激动，导致心室肌快而

微弱的收缩或不协调的快速乱颤，心室规律有序的激动和心室肌舒缩功能消失，心室颤动频率为250～600次/分，是致死性心律失常。

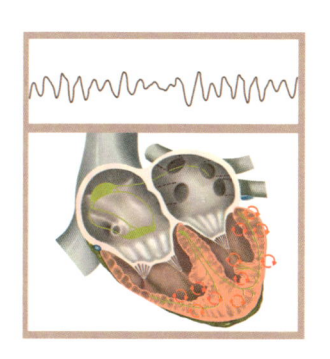

3）预激综合征。是心脏的窦房结和心房与心室之间除正常的电信号传导通路外，又多了一条或几条电信号传导通路，心房和心室之间异常的传导通路导致部分或全部的心室肌提前激动，引起特殊心电图改变，并可能伴发快速性心律失常的一种临床综合征。

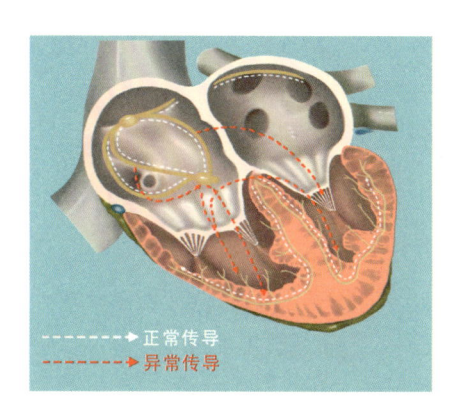

3.哪些人易患快速型心律失常？

1）本身存在冠心病、心肌缺血等心脏相关疾病的人群。

2）患有贫血、甲状腺功能疾病的人群。

3）患有高脂血症、高胆固醇血症、高血压的人群。

4）中老年人，随着年龄增长，心房颤动的发病率会升高。

4.哪些原因会导致快速型心律失常的发生？

1）不良的生活方式。作息不规律，经常劳累、熬夜；大量吸烟，饮酒，喝浓茶、咖啡等；情绪波动大、暴饮暴食、剧烈运动等。

2）药物因素。服用大量安眠药或长期服用安眠药，服用药物过量或药物中毒。

3）其他因素。如缺氧、缺血、严重感染等。

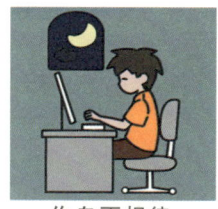

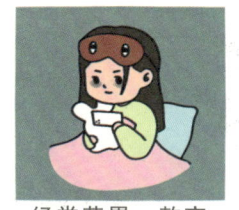

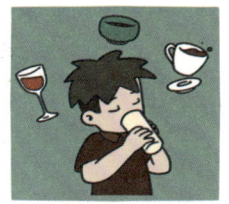

作息不规律	经常劳累、熬夜	大量吸咽,饮酒,喝浓茶、咖啡等
情绪波动大	暴饮暴食	剧烈运动

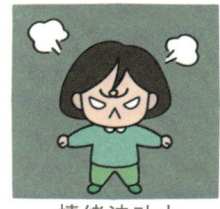

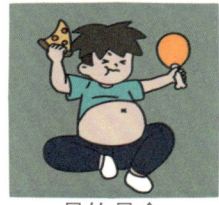

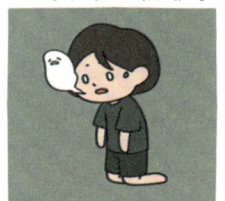

5.诊断快速型心律失常需要做哪些检查?

1）心电图。捉贼拿赃，发病当时的心电图是临床诊断快速型心律失常最重要的诊断依据，否则过后查到的心电图往往正常。心电图检查是诊断各类心律失常最快速的手段。如果没有心电图，发病时的脉搏次数和规律也能提供一定的帮助。

常见误区：患者把发病时做的心电图放在家里，到医院重新检查；用电子血压计测量脉搏，只有数字，没有规律，这对于早搏和房颤的诊断是没有帮助的。

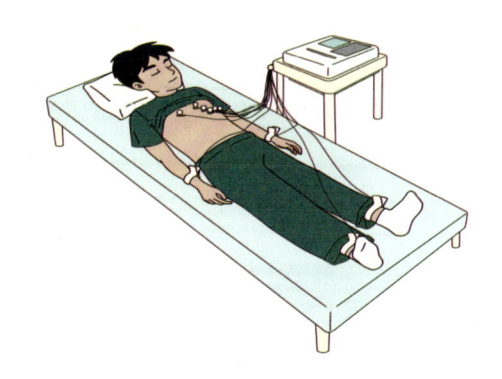

2）动态心电图（holter）。许多心律失常发作的时间很短，在发病当下患者根本来不及做心电图记录。如果反复做心电图都不能捕捉到发作的情况，就需要佩戴可记录24小时心电状态的动态心电图机。它像一个大手机，通过贴在胸前的电极片实时、无间断地记录并存储每次心跳，在佩戴动态心电图机24小时后，将其交到检查室，专业人员会调出心电记录信息，经分析后出具检查报告。

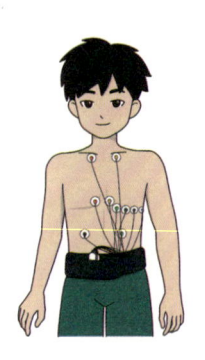

3）运动平板试验。又称运动负荷试验，患者在心电图

的监测下进行运动，通过逐渐增加的运动量增加心脏负荷，从而增加心肌耗氧量，通过观察心电图的变化，推断是否有心肌缺血，是一种完全无创、操作简便的检查方法，可用于评价与运动有关的快速型心律失常。

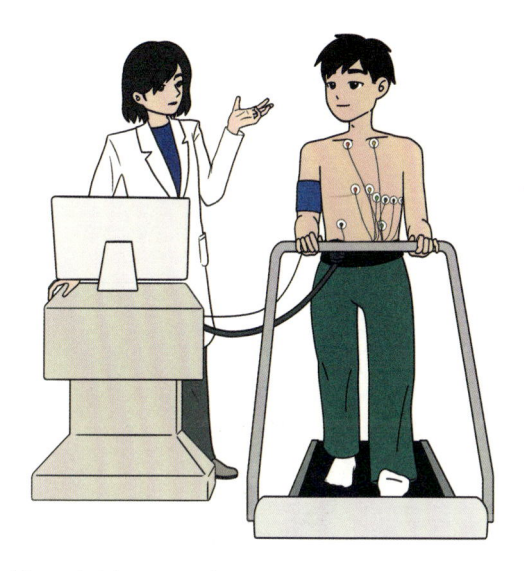

4）植入式循环记录仪。通过介入手术将记录仪植入患者体内，可持续记录心电情况，医生可将资料调出打印并进行进一步分析诊断。

5）心脏电生理检查。是有创的电生理检查，通过将导电的导管电极送到心脏腔内直接记录心脏腔内电生理活动，分析表现和特征，对快速型心律失常的发生机制进行正确的判断，明确诊断，为治疗方法的选择、评价和预后判断提供重要或决定性依据。这项有创检查需要患者住院进行。

6.快速型心律失常有哪些表现?

快速型心律失常的表现主要取决于其对血流动力学的影响,心、脑是人体的重要器官,一旦发生血流动力学改变,导致供血不足和心脏功能障碍,就会出现相应症状。

1)心悸。心悸是大多数快速型心律失常最常见、最主要的症状,可短暂、间歇或持续发生。

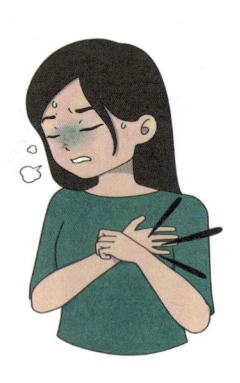

2)脑供血不足的表现。可出现头晕、黑矇、晕厥。

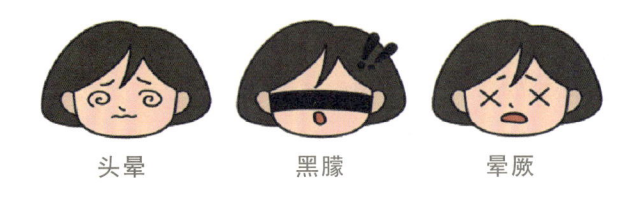

头晕　　黑矇　　晕厥

3）其他伴随症状。可有乏力、胸闷、心绞痛、呼吸困难、电梯升降样失重感。

4）心动过速可导致充血性心力衰竭、低血压，引起意识丧失、抽搐、呼吸停顿，如病情恶化为心室扑动、心室颤动，则可引起死亡。

5）其他。比较常见的有特征的心律失常表现：早搏的患者有心脏停跳感，心脏跳到嗓子眼的感觉，心脏"落空感"。房颤患者可感觉到心跳不规则、忽快忽慢，脉搏忽强忽弱。阵发性室上性惊动过速的患者可表现为突发突止的心悸。

7.快速型心律失常的介入治疗方法有哪些？

介入治疗为控制快速型心律失常提供了有力的支撑。目前临床主要分为经导管消融治疗、左心耳封堵术和器械治疗三类。

1）经导管消融治疗。广泛应用于快速型心律失常，经导管消融治疗主要包括射频消融术、冷冻球囊消融术、脉冲电场消融术、激光消融术。其中，射频消融术主要分为二维射频消融（适用于室上性心动过速、预激综合征）和三维射频消融术（适用于除室上性心动过速、预激综合征外的所有快速型心律失常）。

2）左心耳封堵术。房颤患者左心耳容易引起血栓，所以可以进行左心耳的封堵，从而减少栓塞的发生。

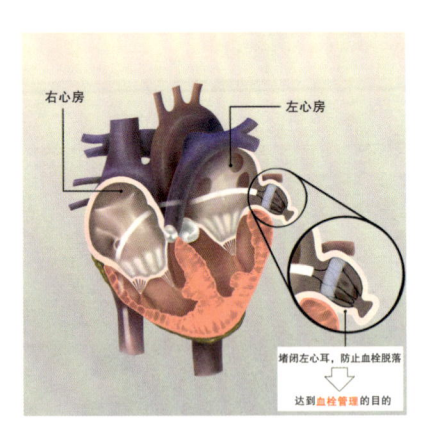

3）器械治疗。反复发生室性心动过速、心室颤动且病因无法去除的患者，可考虑使用植入型心脏复律除颤器（ICD）。

8.快速型心律失常在什么情况下需要做介入治疗（以房颤患者为例）？

得了快速型心律失常，我们一定要到医院进行详细的专科检查，专科医生会根据检查结果进行分析和判断，并给出准确的诊断和治疗方案。以房颤患者为例，其治疗的大致流程如下：

1）去除诱因。首先到医院检查甲状腺功能，确认是否有甲状腺功能亢进；其次确认房颤的发生是否由熬夜、劳累、酗酒等引起，如果找到诱因，把它去除了，就有可能有效预防房颤发作。

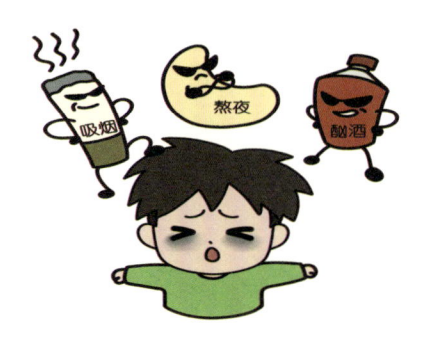

2）药物治疗。如果没有找到引起房颤的明确诱因，那有可能和体质、遗传有关系，这时可选择口服抗心律失常、抗凝药物等控制病情，服药后房颤发作停止，则可继续口服药物控制。

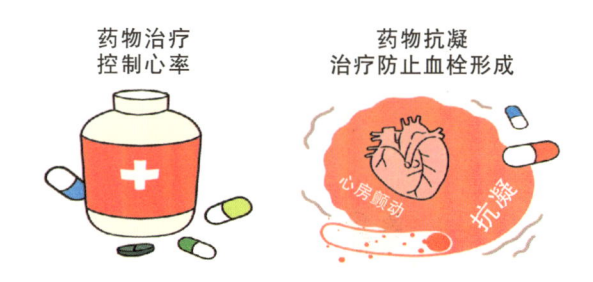

3）介入治疗。介入治疗如射频消融术是控制房颤的有效手段，对于发作频繁、发作时症状明显、药物控制不佳、无法耐受药物治疗的患者，均可积极考虑尽早行房颤介入治疗。介入治疗后，房颤有一定的复发可能，如果复发，可以考虑再次进行介入治疗。

9.什么是心脏射频消融术？

心脏射频消融术是利用射频消融仪经过导管头端的电极释放射频电能，在导管头端和局部的心肌内膜之间，电能转化成热能，达到一定的温度之后使特定的局部心肌细胞脱水、变性、坏死，从而达到阻断快速型心律失常异常传导束的目的。

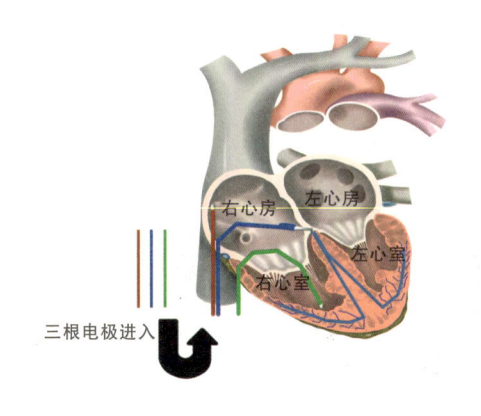

10.什么是心脏球囊冷冻消融术?

心脏球囊冷冻消融术利用球囊导管封堵肺静脉,将液态制冷剂由体外沿导管输送到末端的球囊,制冷剂汽化,使消融部位温度骤然降低,局部组织细胞坏死,完成肺静脉隔离,消除房颤。

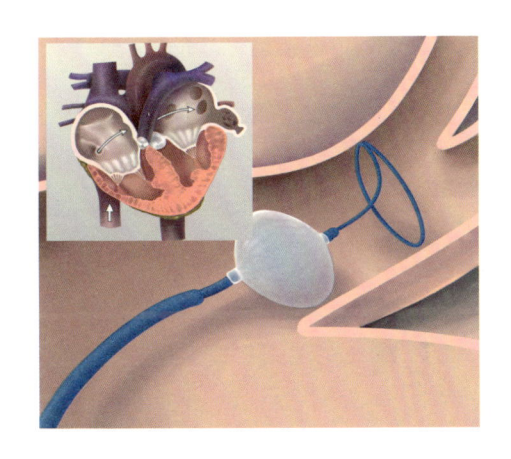

11.什么是心脏脉冲电场消融术?

脉冲电场是一种新型能量源,通过这种能量源,高压电脉冲用于在细胞膜间产生极化（即电穿孔），导致细胞死亡，从而达到消除及阻止异常电位传导的目的。

12.什么是左心耳封堵术？

左心耳封堵术是一种微创介入技术，将封堵器放在左心耳区域对左心耳进行封堵，可以达到预防血栓或血栓栓塞事件的目的。

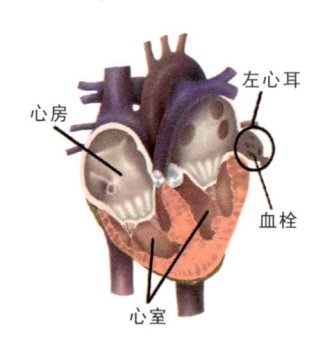

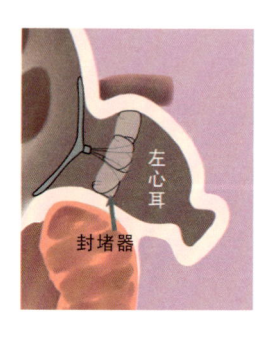

（赵丽彩　刘明　唐红）

第二节 疾病危害

1.快速型心律失常导致的最严重危害是什么?

快速型心律失常最严重的危害是猝死。

心脏性猝死是指急性症状发生后1小时内发生以意识丧失为特征,由心脏原因引起的自然死亡。

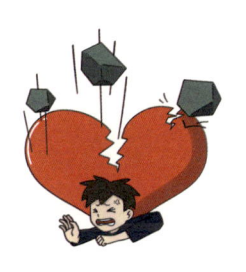

2.心脏乱跳是猝死的"先兆"? 早搏到底要不要治疗?

1)心脏乱跳是否引起猝死主要取决于心律失常的类型,是否合并器质性心脏病及其严重程度。

2)早搏是否需要治疗取决于早搏的次数(负荷),是否合并器质性心脏病，有无相关症状。患者应在专科医生综合评估后确定。

3.心房颤动会对人体造成哪些伤害?

心房颤动会引发脑卒中、心力衰竭、心绞痛等。

1）脑卒中。当患有心房颤动后，心脏的结构会随之改变，心脏左心耳处容易形成血栓，当血栓脱落后，随着血液流到身体各个部位，如果血栓堵塞了脑部的血管，就可导致脑梗死的发生。

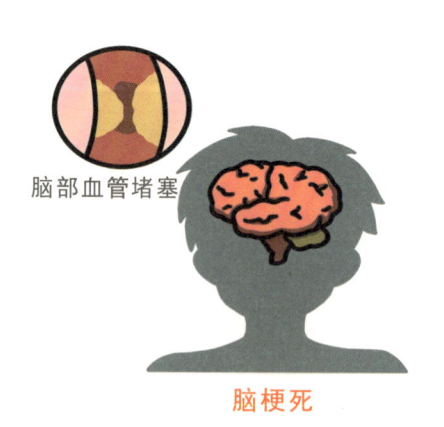

脑部血管堵塞

脑梗死

2）心力衰竭。房颤可引起心脏泵血能力下降，心输出量减少，心脏舒张功能受损，使心肌能量储备减少，引起心肌缺血,进而引发心力衰竭。

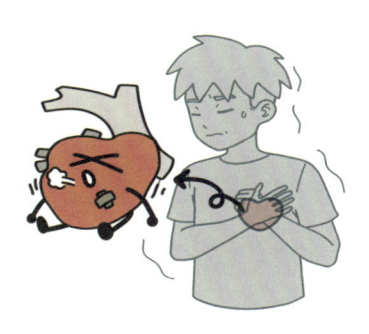

3)心绞痛。房颤可导致心脏泵血不足,心肌耗氧增加,引起心肌缺血,进而引发心绞痛。心绞痛的疼痛程度可有不同,有时可出现剧烈疼痛,难以忍受,还可放射至左肩、颈部及下颌。

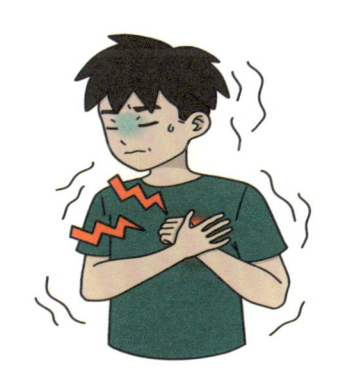

4.快速型心律失常接受介入治疗后会复发吗？复发了怎么办？

心脏介入治疗复发的概率总体较低，具体取决于快速型心律失常的类型，阵发性室上性心动过速经过射频消融治疗后绝大多数患者可得到根治，通常不会复发。对于快速型心律失常介入治疗后复发的患者，可进行药物治疗或者再次接受介入治疗。

5.快速型心律失常会影响日常生活吗？

快速型心律失常是一种常见的心血管疾病，可单发，也可与其他心血管病伴发。心律失常主要表现为心跳加快、心慌、胸闷、气短、乏力等。严重的心律失常会影响日常生活甚至导致心力衰竭、晕厥，甚至心脏性猝死，因此，建议存在心律失常相关症状或病史的患者，应至医院就诊，明确心律失常类型，并进行针对性治疗。快速型心律失常患者，可在医生指导下使用琥珀酸美托洛尔缓释片、盐酸普萘洛尔片等抗心律失常药物，必要时根据医生建议进行射频消融术治疗。

6.快速型心律失常患者容易出现哪些不良心理？

快速型心律失常患者出现各种不适表现之后，生活质量会下降，如活动后不适的症状会加重，会产生担心、紧张等不良情绪，或者症状反复出现引起心情郁闷、焦虑、心烦气躁，甚至不安、惊恐、失眠等，严重的患者甚至会出现抑郁。

发生以上情况时，保持健康的生活方式与充足的睡眠很重要，患者可以适度运动，适时倾诉，正确认识疾病，听取治疗成功案例等，必要时也可寻求医生帮助。

（唐红）

第三节 预防治疗

1.日常生活中怎么预防快速型心律失常？

1）积极治疗原发性心脏病。

2）定期进行心电图检查，尤其是有基础疾病或有长期服用洋地黄、抗抑郁药等药物史的患者。

3）避免情绪紧张和激动，保持情绪稳定，心情愉悦。

4）适量运动，避免受寒或感冒。

5）控制体重，减重减脂。

6）戒烟、戒酒，控制咖啡、浓茶等刺激性饮品的摄入。

7）注意劳逸结合，避免过度劳累。

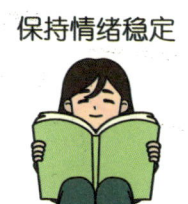

2.所有快速型心律失常都需要治疗吗?

并不是所有快速型心律失常都需要治疗,这主要取决于快速型心律失常的类型、严重程度及有无相关症状。对于没有明显症状、病情较轻的患者,无须治疗,只要在医生的指导下注意改善生活方式即可。

3.快速型心律失常的治疗方法有哪些?

1)一般治疗。避免各种诱因,并积极治疗原发疾病。
2)药物治疗。主要是指能够抑制心脏异常电活动和控制快速型心律失常的药物。这些药物的主要作用是降低心脏自律性、延长有效不应期、改变传导速度等，以达到控制快速型心律失常的目的。常用的药物有美托洛尔、胺碘酮、维拉帕米等。

3）心脏电复律治疗。心脏电复律指用额定短暂高压强电流通过心脏，使全部或大部分心肌细胞瞬间除极，造成心脏短暂停跳，再由窦房结重新发送电信号主导心脏节律。

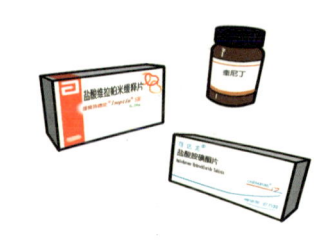

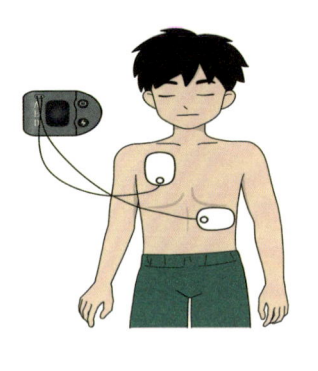

4）植入型心脏复律除颤器（ICD）。ICD由脉冲发生器和导线电极两部分组成。脉冲发生器植入胸壁皮下位置，导线电极经静脉植入心脏。导线电极可以感知心律，若检测到发生室速或室颤，脉冲发生器则立即放电，通过电极对心脏进行电复律。ICD的工作原理和过程与心脏电复律相同。

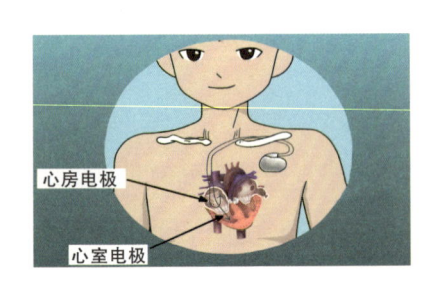

5）导管射频消融治疗：导管射频消融术是在血管造影X线机监测下，通过穿刺动静脉血管，把电极导管送入心脏，先经过电生理检查确定引起心动过速的异常结构的位置，然后在该处局部释放高频电流，在很小的范围内产生较高温度，通过热效能，使局部组织内水分蒸发、干燥坏死，达到治疗目的。

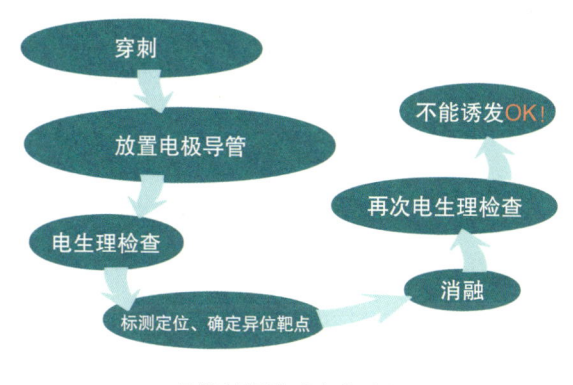

导管射频消融治疗过程

4.介入治疗在治疗快速型心律失常上有什么优势？

1）创伤轻微，痛苦小，手术过程只需局部麻醉，术后4~8小时患者即可下床活动，第2~3天即可出院。

2）手术较安全，成功率为80%～95%，某些类型的快速型心律失常在有经验的介入中心成功率更高，复发率仅为1%～2%，且复发病例可以通过再次手术达到根治目的。大多数患者一次手术即可终身根治，避免了长期服用抗心律失常药物的不便。

5.快速型心律失常介入治疗24小时前患者需要做哪些准备？

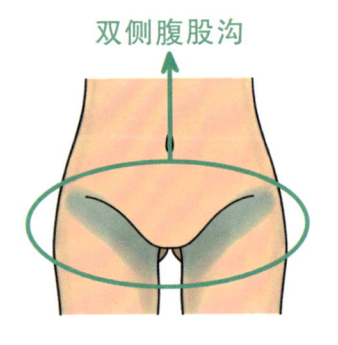

1）术前一天清洁双侧腹股沟、双侧锁骨下静脉等处，应注意去除体表毛发。

2）饮食准备：手术前无须严格禁食，如果要吃东西，应清淡、易消化，少量，不要过快过饱，以免术中出现恶心、呕吐等情况。

3）避免熬夜、焦虑等。

6.快速型心律失常介入治疗术后伤口怎么护理?

根据穿刺动脉或静脉血管决定制动的时间,经股动脉入路患者在拔除鞘管,加压包扎后,穿刺侧下肢制动6~8小时,经医护人员评估后可下床活动。股静脉入路患者在拔除鞘管后穿刺侧下肢制动4~6小时,经医护人员评估后可下床活动。若穿刺处周围出现出血、渗血或血肿,怀疑有相关血管并发症时,应通知医护人员,根据情况适当延长压迫止血时间。锁骨下静脉穿刺处一般无须加压压迫。加压压迫下肢时,要注意检查足背动脉搏动情况,比较两侧肢体的颜色、温度、感觉与运动功能。

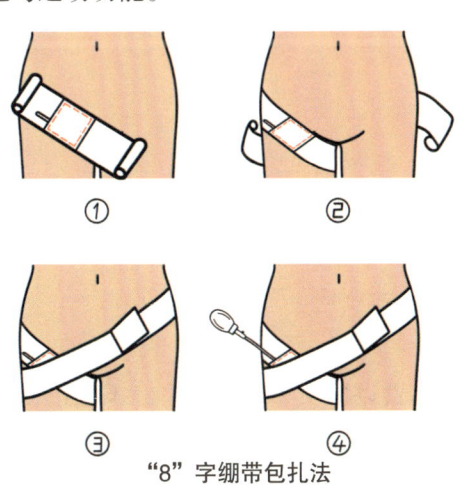

"8"字绷带包扎法

7.快速型心律失常介入治疗术后患者如何服药?

1)抗凝药物。房颤、房扑等快速型心律失常患者介入治疗术后应严格按医嘱服用抗凝药物,定期随访复查,以降低血栓栓塞风险。

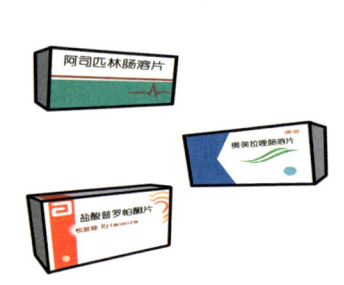

2)抗心律失常药物。房颤患者建议服用2个月,2个月后根据心律情况决定,常用药物有普罗帕酮(心律平)、胺碘酮。其他类型的快速型心律失常患者,医生会根据其有无基础心脏疾病等情况决定,多数情况下心律失常药物按医嘱服用即可。

8.快速型心律失常介入治疗术后患者日常饮食应注意什么?

1)术后饮食以流质、软食为主,不宜进食过烫、带刺食物,以免损伤食管。

2）术后可适当吃一些富含钾离子的水果，如香蕉、苹果、橙子等，有助于维持血电解质稳定。

3）如术后6周恢复良好，可恢复正常饮食。注意营养均衡，吃维生素丰富、易消化的食物，忌吃刺激性食物和药物，如辣椒、生姜、胡椒，禁烟酒和大量饮浓茶、咖啡等，以免增加心脏负担。

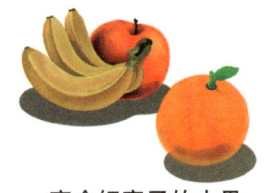

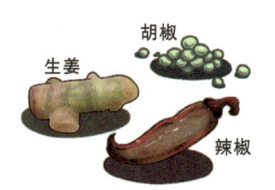

富含钾离子的水果　　忌吃刺激性食物

9.快速型心律失常介入治疗术后患者可以恢复工作吗？

接受心律失常介入治疗后，患者可以先静养数日，然后逐渐可恢复正常活动。若工作为轻体力劳动，无须负重，工作强度较低，经医生评估无特殊后就可以恢复工作了。若工作需要负重，或者工作强度大，则应经医生评估后，遵医嘱在身体无明显不适的情况下，返回工作岗位。工作期间也要密切注意身体状况，如果有不适，应及时就医。

10.快速型心律失常患者睡眠时应注意什么？

1）睡前不宜喝刺激性饮料，如咖啡、茶、可乐等。

2）睡前避免情绪激动，保持规律作息，不宜熬夜。

3）睡眠时的卧位应尽量保持右侧卧位，身体自然屈曲，这种姿势有利于血液的回流，减少心脏负担。若伴有心功能不全，有胸闷、呼吸困难或不能平卧，应采取半卧位或30°斜坡卧位，并及时就医。

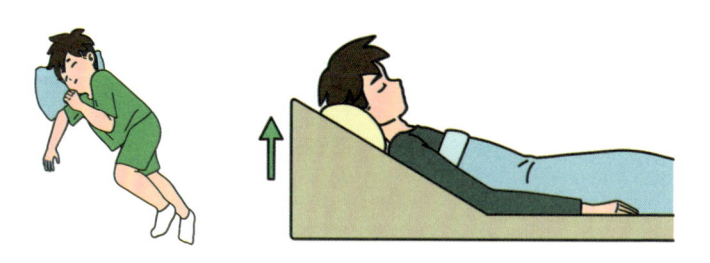

4）卧具应暖和、柔软、舒适。

5）急用的药品应放在离床较近的地方，以便伸手可以拿到。

11.快速型心律失常介入治疗术后适合什么样的活动?

1）快速型心律失常介入治疗术后需要平卧一段时间。预防穿刺点出血并促进穿刺点愈合。通常情况下,术中仅行股静脉穿刺的患者术后需要加压包扎4小时,平卧6~8小时,12小时后即可下床活动,24小时后换药。术中行动脉穿刺的患者需要加压包扎6~8小时,24小时后可下床活动。

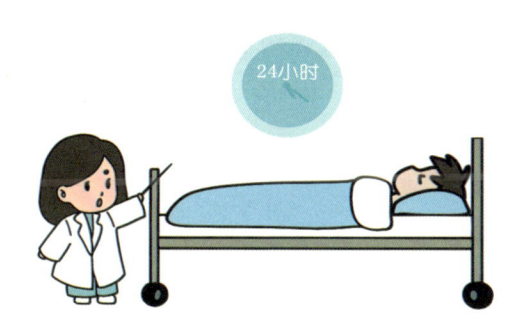

2）介入治疗术后2周内不宜剧烈运动。术后血管上有穿刺时造成的小伤口,加之术前、术中、术后抗凝药物的使用,剧烈运动会使局部血肿形成的风险增加,所以术后2周内不宜剧烈运动,尽量以低强度运动为主,如散步、简单的伸展活动等。

3）术后2周至3个月可以进行中低强度运动。术后穿刺点恢复好，便可以恢复运动了，以中低强度运动为主，如散步、快走、慢跑、游泳等。

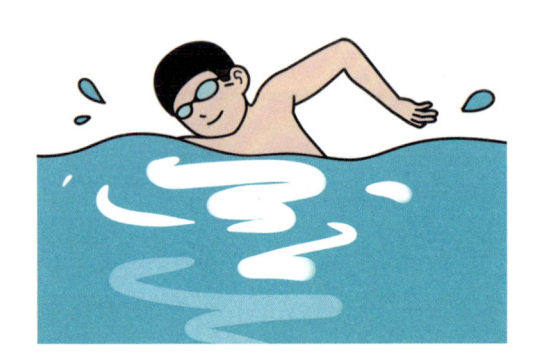

4）术后3个月以后行中等强度运动。研究显示，高强度运动会增加房颤发生的风险，而长期规律的中等强度运动可以降低房颤发生风险，因此，术后3个月以后的运动以中等强度运动为主，如快走、慢跑、游泳、太极拳、瑜伽、骑车等。

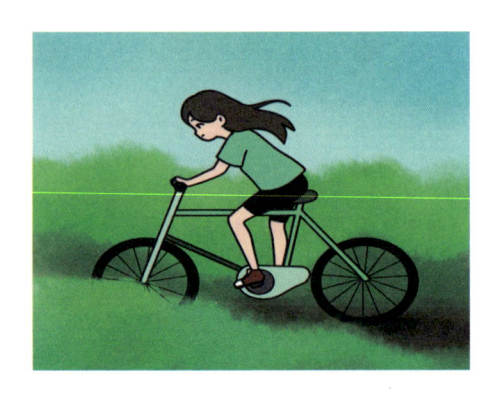

12.快速型心律失常患者介入治疗术后需要复诊吗？多久复诊？

1）接受过普通室上速或室早消融的患者，一般术后1个月需要复诊，但如果因路途遥远等其他原因，患者又无任何不适症状，可以就近复诊或适当推迟首次复诊时间。如果患者治疗后又发生了阵发性室上性心动过速等，需要及时到附近医院就诊，在当地医院心血管内科专科医生处进行心电图检查评估及咨询，明确原因及下一步处理措施。

2）接受过房颤消融的患者，需要按规律进行门诊复诊。因房颤属于比较复杂的心律失常，且房颤介入治疗术后还需服用药物，预防血栓形成，可能会有一些副作用。另外，房颤消融术后有些患者可能会复发，因此建议患者于术后2周、1个月、3个月、6个月、1年定期复诊，此后一般3~6个月复诊一次。

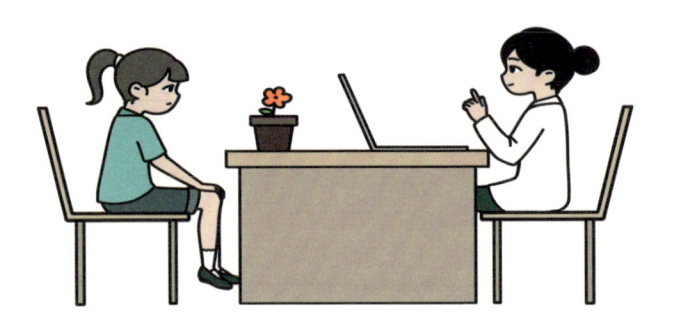

（刘明　赵丽彩　秦容）

第四节　特殊情况

1.快速型心律失常患者能不能怀孕?

快速型心律失常患者能否怀孕要分情况对待。

偶然的窦性心动过速十分常见,正常人在吸烟、喝咖啡,进行体力活动或情绪激动的时候都可

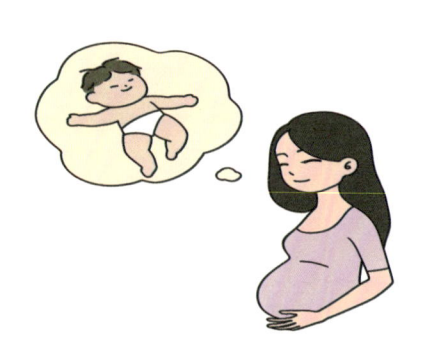

能发生窦性心动过速；偶发房性期前收缩等类型的心律失常通常不需要治疗。上述情况通常是可以正常怀孕的，但为保证安全，最好在专业医生指导下评估病情，决定怀孕时机。

对于较严重的快速型心律失常，如存在房颤、室速等情况的患者，怀孕前就要特别注意了。若平时稍微走动一下就出现气促、心悸等情况，则不宜怀孕，应至心脏专科就诊评估。因为怀孕后，心脏向外供血的负荷加大，加上血液成分及内分泌激素水平的变化，都有可能导致心律失常的发生或加重，可能对身体造成危害。从孩子安全的角度来说，心脏向外射出的血液量减少，胎儿供血不足，可能影响胎儿的生长发育，也可能引起流产、早产、胎儿宫内窘迫等不良后果。

有些快速型心律失常是由甲状腺功能亢进或减退、贫血、心肌缺血等因素引起的，待疾病得到有效控制后，心律失常也可随之稳定，此时可以考虑怀孕。

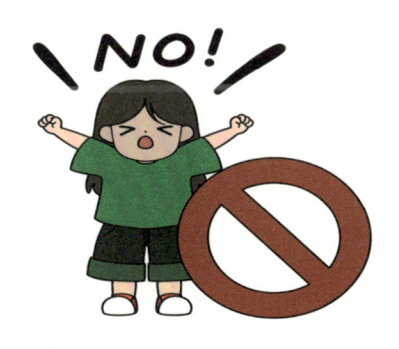

2.患有快速型心律失常的孕妇为什么可以做介入治疗？

对于合并有快速型心律失常的孕妇，应该早发现、早评估、早治疗。药物治疗可能会对胎儿造成不良影响，且不能根治，心动过速可能复发，因此，射频消融治疗对于部分孕妇而言是更好的选择。然而常规的心律失常射频消融术多是在X线指导下完成，对于孕妇等特殊人群使用X线存在一定的风险。为了保证孕妇安全，目前经验丰富的医疗机构开展了"零射线"射频消融术。"零射线"射频消融术是在磁场、电场双重定位下，在全三维标测系统导引下将导管送至心脏，导管在整个过程中可以在显示屏上显示，同时能够重建

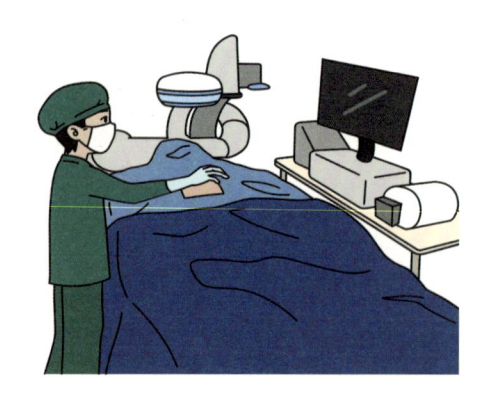

心脏三维模型，分析心律失常的发生机制，指导导管精准找到病灶，进行精准消融，全程零射线，既安全又高效，可以使准妈妈及胎儿避免辐射产生的影响，为健康保驾护航。

3.快速型心律失常患者做介入治疗会让心脏变脆弱吗？

射频消融手术的确会使很少很少的心肌细胞坏死，这也是射频消融手术治疗心律失常的基本机制。然而，一次射频消融手术所毁损的心肌细胞是非常有限的，相对于整个心脏的心肌细胞来说，就是"九牛一毛"，二者并不在一个数量级！

对于房颤、室性早搏这些疾病来说，介入治疗术后房颤、室早这些会影响心脏功能的病因被去除，心功能反而会较术前提升。

另外，因为损伤范围局限、深度较浅，术后短时间内部分心肌组织在热作用下发生炎症、水肿，有可能暂时影响该处心肌的舒缩功能。但炎症、水肿会随着时间消退，心脏功能也可以恢复术前水平。

4.快速型心律失常患者进行介入治疗有年龄限制吗?

快速型心律失常的介入治疗没有严格的年龄限制,但对于不足3周岁的儿童,如果发作不是特别频繁或药物可以控制,尽量先不行导管射频消融治疗。因为儿童的心脏和血管都很细小,穿刺和消融易出现并发症,等待到5岁以后做可能更好。但是如果发作频繁,药物控制不佳,严重影响到患儿的生长、发育甚至生命时,则导管消融无明显年龄限制。

对于高龄患者,其接受导管消融治疗面临的并发症要多于适龄人群,但高龄本身不是该治疗的禁忌。

5.快速型心律失常患者介入治疗后出现哪些情况需要尽快就医?

1)体温超过38.0℃且持续3天以上。

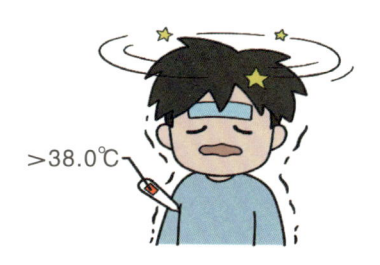

2）严重的胸骨后疼痛，尤其进食时疼痛加重要格外警惕食管损伤。

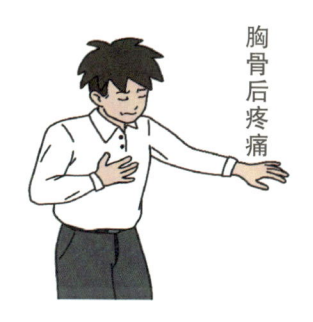

3）不明原因的栓塞症状，如肢体肿胀、淤血、活动受限等。

4）穿刺点局部出现红肿或大血肿。

5）出现心悸、呼吸困难、胸闷等。

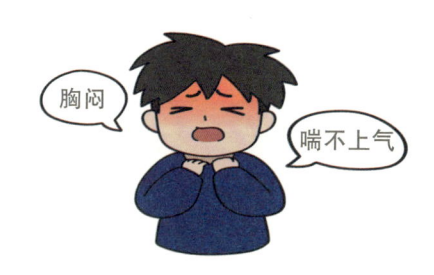

6.快速型心律失常患者外出旅行时需要注意什么？

对于心律失常患者来说，如果是长途行程，有必要做好一定的防范措施。对良性心律失常患者来说，只要是医生允许的，而且是短途的旅行，可以选择任何一种交通工具。长途旅行时，长时间的劳累对心脏可能存在不利影响，火车的噪杂喧闹、沉闷空气及飞机起飞和降落时的缺血缺氧都可能导致患者心律失常发作。

心律失常患者为了避免坐火车、飞机时发生意外，一般有以下注意事项：

1）乘飞机前。应先到医院检查身体状况，并征得医生的同意，以免因乘飞机时受气压、重力等影响，给身体带来不适。拥有充足的睡眠和旺盛的精力，切忌在精疲力竭、身体不适的情况下乘机。不吃易产生气体的食物，如豆类、红薯类、汽水等，因为在高空条件下，食物在胃内会产生大量气体，如食用产气食物，或饮食过饱，则易产生腹胀、恶心等不适。临行前应吃易消化的、高热量的食物，如酸奶、果汁、鸡蛋、西红柿等。

2）候机时。注意选择安静、空气流通的位置，注意不要吸烟，如果有机会和条件可以适当吸氧；可以选择性服用抗晕机药物或镇静安神药物；保持愉悦的心情，注意要调整候机时特别是航班延误时焦躁的心情，以免诱发心律失常。

3）在飞机上。要注意适当饮水，维持身体水分。如果感觉身体不适，注意不要活动，保持镇静，应做深呼吸，并将有关药物准备好。在飞机起飞和降落时注意保持平稳呼吸，全身放松。如果出现心慌、胸闷、呼吸困难等症状，应及时向机组人员报告，请求援助，必要时机组人员会采取紧急措施。

4）下飞机后。下飞机后1~2天内，应稍做适当的休息和调整，不可连续进行紧张或大运动量的体力活动。

5）在心律失常间歇期，患者如果乘坐火车，应选择速度较快的火车，既可以避免因候车时间长而引起的烦躁情绪，又可以缩短旅途时间。座位可以选择舒适安静的卧铺，以免人多嘈杂的环境影响情绪、休息或造成缺氧，同时还能适当休息减少疲劳。

6）对于心律失常急性发作期的患者，或病情严重、极不稳定的患者，应尽量避免乘坐火车、飞机，以免出现意外。

7.快速型心律失常患者如何安全度夏?

炎热的夏季是心血管疾病的高发季,气温≥35℃持续2天及以上,快速型心律失常患者的猝死风险会增加16%。因此,快速型心律失常患者夏季要特别注意病情变化,警惕心律失常导致的猝死。

人体为散热会在夏季扩张体表血管,血液聚集于体表,供应心脏和大脑的血液就会相对减少;再加上出汗多,血液相对黏稠,都会加重心律失常患者心脏的缺血缺氧反应,导致心律失常发生。此外,炎热的天气容易让人急躁,即便是一件不太顺心的小事,也常常让人火冒三丈,这是因为人体下丘脑的情绪调节中枢很容易受外界炎热环境的影响而出现烦躁不安、激动等情绪变化。心律失常患者如果控制不好自己的情绪,会使自身交感神经兴奋,出现心跳加速、舒张期缩短、心室内传导加快,从而诱发心律失常。再加上夏季昼长夜短、夜间的睡眠时间减少、睡眠质量下降,也是心律失常复发的诱因之一。为了安全度夏,快速型心律失常患者需做到以下几点:

1)勤换衣物,衣物宽松舒适。注意防暑降温,应勤洗澡，勤换内衣，保持衣裤的宽松、舒适、凉爽。

2）饮食清淡，及时补水。要注意多吃高蛋白、高维生素、易消化、清淡的食物，多吃些新鲜蔬菜和水果，少吃辛辣刺激性食物，尽量避免浓茶、咖啡和烟酒。

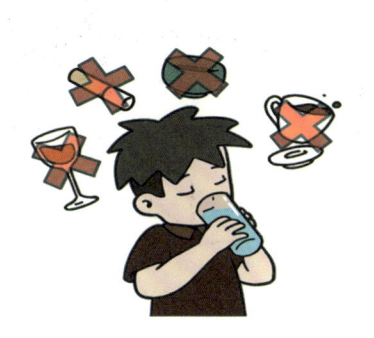

3）适度运动。可根据自身体力情况，适当参加体育锻炼，切不可剧烈运动，夏季的清晨时分气温舒适，可以选择在这个时间段散步、打太极拳、游泳等。

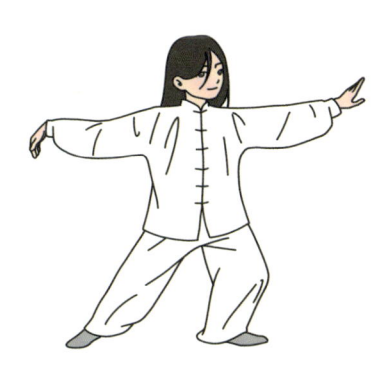

4）午间小憩，保证睡眠。如果夜间睡眠不足，中午可

适当午休，保证充足的睡眠也是预防心律失常复发的一大重要措施。

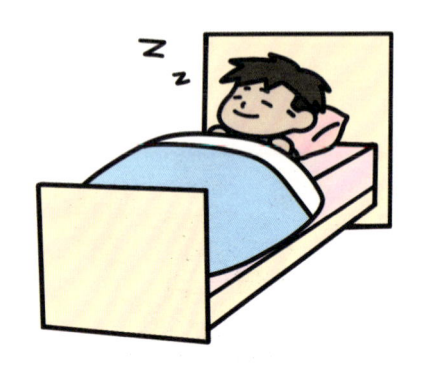

5）心境平和，避免激动。常言道，心静自然凉。心律失常患者保持平静平和、乐观向上的心态十分重要，遇事无论大小都不要急躁，任何事情都比不上生命健康重要，牢记这一点，也许就可以避免情绪激动，进而避免心律失常的复发或加重。

6）定期自我监测，及时就医。心律失常发作时很隐秘，建议患者养成定期为自己测量脉搏的习惯，出现先兆症状时及时就医。

当然，对于快速型心律失常患者，除了合理安排衣食住行和调节情绪外，更重要的是及时就诊接受合理的治疗，坚持药物治疗及定期复诊。

8.快速型心律失常患者如何在家庭进行急救?

1)在家中发生心律失常时,如果病情较轻,可注意休息,放松心情,继续观察,择期门诊就诊。病情较重时,如发生阵发性室上性心动过速或心房颤动等导致突发心悸、脉快、恐慌等,可根据以往经验口服药物,并注意休息、必要时急诊就诊。

2)当出现恶性心律失常如心室纤颤,患者突然意识丧失,脉搏摸不到,血压测不到时,心脏骤停后的4~6分钟极为关键!正确进行心肺复苏能救命。那么,我们如何在医护人员来到之前,把握好这4~6分钟紧急救助的黄金时间呢?

(1)拍打倒地者肩膀,大声喊叫,看其是否有反应。

(2)如果倒地者无反应,需要俯身观察其胸腹部是否起伏来判断其是否有呼吸,判断时间5~10秒;如果倒地者无反应且无呼吸或仅有濒死喘息,则为心脏骤停,需要即刻拨打急救电话并找周围人取得自动体外除颤器(AED)。

(3)解开倒地者的衣领和裤腰,接下来需要找到其乳头连线中点(胸骨下半部分),双掌实施按压,成人患者按压深度为5~6厘米,按压频率为100~120次/分,按压后让胸廓充分回弹，尽量减少按压中断。

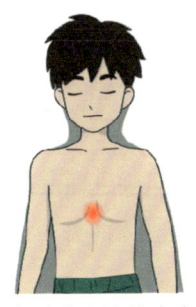

找到乳头连线中点
（胸骨下半部分）

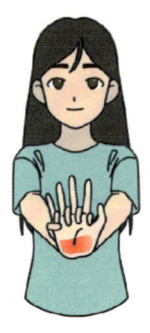

双掌实施按压

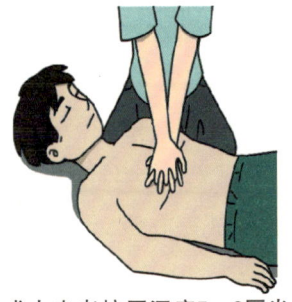

成人患者按压深度5～6厘米
按压速度为100～120次/分

（4）一般急救在30次胸外按压之后，给予2次人工呼吸，然后再开始30次按压，如此交替进行。你也可以不做人工呼吸，实施不间断的胸外按压。

（5）如果取得自动体外除颤器，按除颤器语音提示和图示进行操作。请放心，AED不会对患者造成伤害，该设备可以自动进行心律分析，并在判断患者为室颤时自动充电。此时你需要确认没有人接触患者，然后按下放电按钮（如果AED分析患者并非室颤，就不会充电）。

（6）除颤后应持续对患者实施心肺复苏，直到约2分钟后，AED会再次自动分析心律。

（7）持续施救，直到医护人员到达；如果患者恢复自主呼吸和心跳，则给予侧卧，密切观察患者情况，等待急救车的到来。

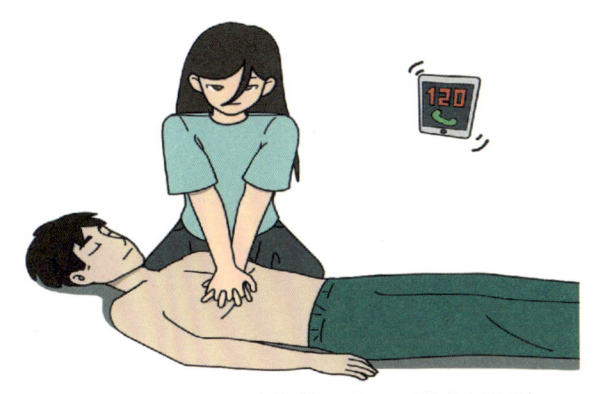

持续施救，直至医护人员到达

参考文献

［1］葛均波，徐永健，王辰. 内科学［M］. 9版. 北京：人民卫生出版社，2018.

［2］侯桂华，陆芸岚. 心血管病护理及技术专业知识——心血管介入护理手册［M］. 北京：北京大学医学出版社，2019.

［3］侯桂华，肖娟，王英. 介入诊疗器材应用与护理［M］. 北京：北京大学医学出版社，2021.

［4］中华医学会心血管病学分会，中国生物医学工程学会心律分会. 抗心律失常药物临床应用中国专家共识［J］. 中华心血管病杂志，2023，51（3）：256-269.

[5] NOGAMI A, KURITA T, KUSANO K, et al. JCS/JIIRS 2021 guideline focused update on non-pharmacotherapy of cardiac arrhythmias [J]. Circulation Journal, 2022, 86（2）：337-363.

[6] 吴贵兰. 优质护理服务对心脏射频消融术后病人生活质量影响的研究 [J]. 中文科技期刊数据库（引文版）医药卫生, 2021（1）：253-255.

[7] ONO K, IWASAKI Y, AKAO M, et al. JCS/JHRS 2020 guideline on pharmacotherapy of cardiac arrhythmias [J]. Circulation Journal, 2022, 86（11）：1790-1924.

[8] CRONIN E M, BOGUN F M, MAURY P, et al. 2019 HRS/EHRA/APHRS/LAHRS expert consensus statement on catheter ablation of ventricular arrhythmias [J]. EP Europace, 2019, 21（8）：1143-1144.

[9] 赵子明, 王瑞敏, 毛幼林, 等. 抗心律失常药物长时程应用与房颤射频消融术后患者预后的研究 [J]. 黑龙江医学, 2022, 46（5）：527-529.

[10] 薛惠娟. 射频消融术治疗快速心律失常的临床护理要点研究 [J]. 山西医药杂志, 2021, 50（24）：3436-3438.

[11] 尚秦, 李艳. 射频消融治疗快速心律失常的护理 [J]. 中西医结合心血管病电子杂志, 2021, 9（16）：86-89.

[12] 游桂英, 温雅. 心血管病内科护理手册 [M]. 成都：四川大学出版社, 2021.

［13］姜崴，赵冬云，栗印军. 心血管疾病临床护理问题集萃［M］. 沈阳：辽宁科学技术出版社，2020.

［14］李剑，罗心平. 实用心律失常诊疗手册［M］. 上海：上海科学技术出版社，2017.

［15］马玉燕，卢瑞慧. 妊娠合并室性心律失常的管理［J］. 中国实用妇科与产科杂志，2019，35（11）：1196-1200.

［16］包照亮，李松南，段娜，等. 无射线射频消融术治疗妊娠合并快速心律失常的疗效及安全性分析［J］. 首都医科大学学报，2021，42（2）：204-209.

［17］徐建芳，张恒超. 导管射频消融术治疗59例房颤性心肌病心功能改善的临床体会［J］. 浙江创伤外科，2023，28（3）：480-482.

［18］陈洁莹，邵翠梅. 心房颤动患者射频消融术后穿刺部位并发症的危险因素研究［J］. 中华急危重症护理杂志，2023，4（1）：28-32.

［19］郁一波，陶春兰，方任远，等. 稳心颗粒结合氯沙坦钾对房颤射频消融术后患者心室重构的预防效果及对复发率的影响研究［J］. 中华中医药学刊，2023（6）：191-194.

［20］赵冬霞，张婉婉，崔丽娟. 经导管射频消融术治疗心房颤动的护理要点［J］. 名医，2021（20）：150-151.

［21］彭柔吟，林瑾，杨娜，等. 罗伊适应模式心理护理对心境障碍患者社会功能和自我效能的影响［J］. 中西医结合护理（中英文），

2021, 7（6）：106-108.

［22］白玲. 冠心病介入治疗产生的心理问题及心理教育［C］//中华护理学会. 全国内科护理学术交流暨专题讲座会议、全国心脏内、外科护理学术交流暨专题讲座会议、全国第8届糖尿病护理学术交流暨专题讲座会议、全国第8届血液净化护理学术交流暨专题讲座会议论文汇编. 宁夏医科大学附属医院心肺中心，2010：380-381.

第五章

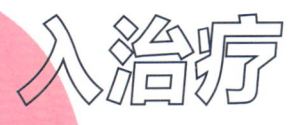

先天性心脏病介入治疗

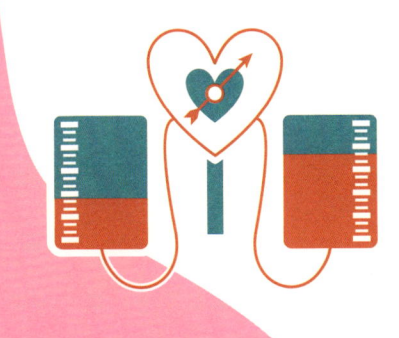

第一节 基础知识

1.什么是先天性心脏病?

先天性心脏病简称先心病,是指胎儿时期心脏及大血管发育异常导致的心血管畸形,在出生时病变已经存在。先天性心脏病是全球范围内疾病负担排名首位的出生缺陷。据2019年全球疾病负担(GBD)研究显示,全球先心病患病人数达1300万,超过21万人因先心病死亡。随着介入治疗技术、材料学和影像学技术的进步,先心病介入治疗在我国蓬勃发展。目前,我国先心病介入治疗病例数和技术水平均已走在世界前列。

2.先天性心脏病分为哪几类?

先天性心脏病在临床上根据病变的解剖结构、血流动力

学影响和临床表现可分为以下三类:

1)左向右分流型(潜伏青紫型)。患者左、右心之间或主动脉与肺动脉之间存在异常通路。一般情况下,体循环压力高于肺循环压力,血液从左向右分流而不出现青紫。当屏气、剧烈运动或任何病理情况致肺动脉和右心室压力增高并超过左心压力时,会出现自右向左分流而在临床表现为暂时性青紫。常见的有室间隔缺损(VSD)、房间隔缺损(ASD)和动脉导管未闭(PDA)等。

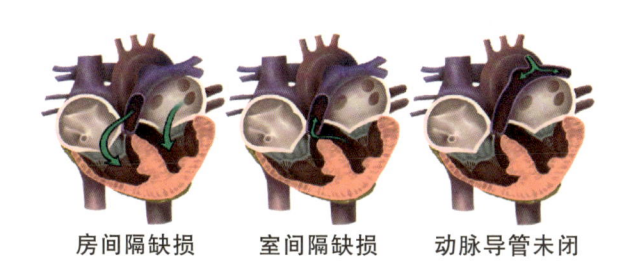

房间隔缺损　　室间隔缺损　　动脉导管未闭

2)右向左分流型(青紫型):为先天性心脏病中最严重的一组,由于畸形的存在,导致右心压力增高并超过左心,从而使血液从右向左分流;或大动脉起源异常时,导致大量回心静脉血进入体循环,引起全身持续性青紫。青紫是重症复杂先心病的首要临床表现,可于出生后持续存在,也可于出生后3~4个月逐渐明显。轻症仅有唇及口周、甲床、鼻尖青紫,重者全身青紫,吸氧无效,因低氧血症、代谢性酸中毒,病情加重、进展快,患者死亡早。常见的有法洛四

149

联症和大动脉错位等。

3）无分流型（无青紫型）。在心脏左右两侧或动静脉之间没有异常分流或交通存在，故无青紫表现，如主动脉缩窄、肺动脉狭窄等。

3.卵圆孔未闭是先天性心脏病吗？是否需要治疗？

卵圆孔是位于心脏"两个房间"（心脏的右心房和左心房）之间的一个小孔。在胎儿期，由于血液不需要在肺部进行氧合，所以卵圆孔起到了让血液绕过肺部直接进入心脏左侧进入体循环的作用。在出生后，随着肺部循环的建立，卵圆孔会在几个月或1年内发生解剖性闭合，但是也有20%～30%的正常人群卵圆孔未闭合，临床上将其称作卵圆孔未闭。尽管卵圆孔未闭是青年隐源性卒中的病因之一，但在卵圆孔未闭的人群中发生卒中的总体概率是很低的，因此，对于卵圆孔未闭相关卒中的诊断

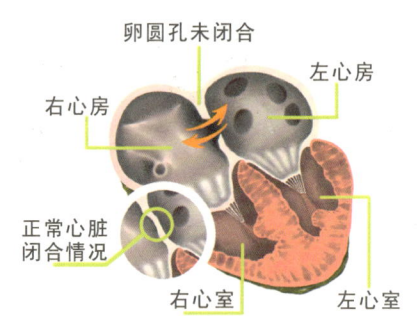

要慎重，进行卵圆孔未闭封堵术更应慎之又慎。总之，绝大多数卵圆孔未闭不需要进行治疗。

4.哪些因素会导致先天性心脏病的发生？

任何影响胎儿心脏发育的因素都可以使心脏的某一部分出现发育停滞和异常。先天性心脏病的病因目前尚未完全明确，目前认为心血管畸形的发生主要由遗传和环境因素及其相互作用所致。

1）遗传因素。

主要包括染色体易位与畸变、单一基因突变、多基因突变和先天性代谢紊乱。

2）环境因素。

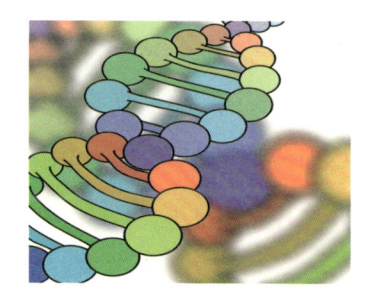

相关研究表明，先天性心脏病的诱因与环境因素，或者环境因素与遗传基因的相互作用的相关性更大。孕早期（3～8周）是胚胎心脏发育的关键时期，胚胎心脏发育不良是形成先天性心脏病的高危因素，进一步可能影响胚胎发育的环境因素还可分为外部环境因素和内部环境因素。

（1）外部环境因素。①孕妇主动或被动吸烟；②室内外空气污染，主要包括道路交通废气、化工厂污染物、燃料燃烧、装修等产生的二氧化氮（NO_2）、二氧化硫（SO_2）、一氧化碳（CO）、臭氧（O_3）、可吸入颗粒物10或2.5以下（PM10，PM2.5）、总挥发性有机物（total volatile organic Compounds，TVOCs）等；③杀虫剂类；④有毒金属，如砷、镉、锰、铅、钡等，这些是已知的能够穿越胎盘屏障的有毒金属，被污染的食物、水源、土壤、香烟、电池及金属回收行业等途径可能接触到有毒金属；⑤高温，长时间的高温暴露会增加胎儿患先心病的风险；⑥辐射。

（2）内部环境因素。①母亲孕期疾病与药物使用，主要是孕早期宫内感染，如风疹病毒、流行性感冒病毒、流行性腮腺炎病毒和柯萨奇病毒感染等，以及应用抗肿瘤药、抗癫痫药、甲苯磺丁脲、糖尿病药等；②营养素补充不足，如叶酸补充不足等。

5.先天性心脏病有哪些表现？

先心病的临床表现主要取决于心脏畸形的严重程度和血流动力学改变。在早期，其症状并不明显，很容易被忽视，随着年龄的增加，症状也逐渐加重，患者常有呼吸困难、胸闷、气促、心慌、发绀、头痛等表现，严重的还会引起急性心力衰竭。先天性心脏病常见的表现有以下几个方面：

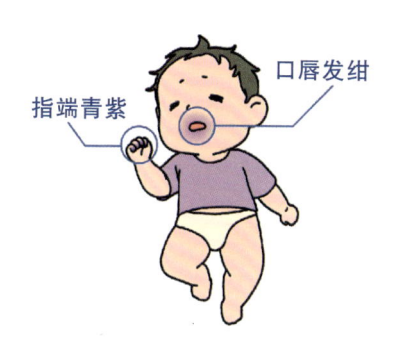

1）经常感冒、反复呼吸道感染，易患肺炎。

2）生长发育差，消瘦、多汗。

3）吃奶时吸吮无力、喂奶困难，或婴儿拒食、呛咳，平时呼吸急促。

4）儿童诉说易疲乏、体力差。

5）口唇、指甲青紫，或者哭闹或活动后青紫。

6）喜欢蹲踞、晕厥、咯血。

7）听诊有心脏杂音。

6.如何诊断先天性心脏病？

诊断先天性心脏病通常需要结合患者的临床表现、辅助检查及病史进行评估，常见的辅助检查如下：

1）心电图。主要用于明确有无心律失常问题，或其他一些不能解释的异常现象，心电图也对进一步检查有提示作用。如果错过发作期进行检查，可能显示为正常心电图。患者可以进行多次复查，或行动态心电图检查。

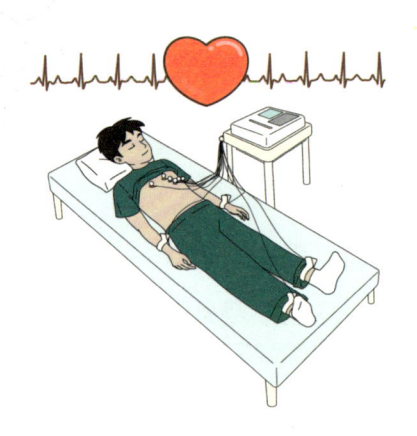

2）心脏超声。包括三维超声、彩色多普勒、组织多普勒、超声灌注影像等，是诊断先心病的主要手段，可以显示心脏结构和血流异常。

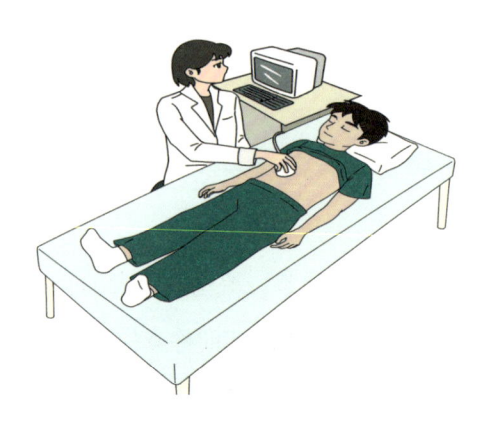

3）胸部X线检查及心脏CT检查：胸部X线检查可反映心脏的外形、大小，有些先心病有特征性的心脏外形；心脏CT检查可清晰显示心脏及大血管结构等，协助先心病的诊断和治疗方式的选择。

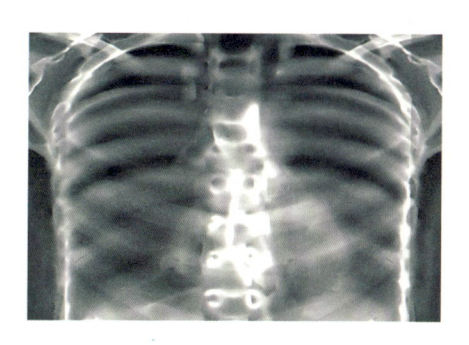

4）心导管检查。指通过穿刺外周血管向心脏内置入特定导管，测定心脏和大血管内压力或血氧饱和度等，或向心腔或血管内注入造影剂，观察心脏或大血管形态及血流动力学改变的检查方法。

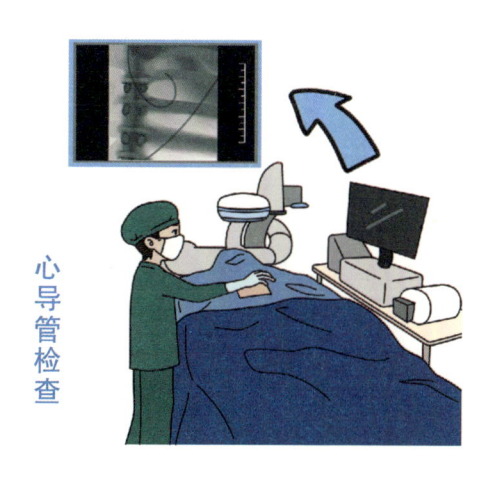

心导管检查

7.什么是先天性心脏病介入治疗？

先天性心脏病介入治疗是一种通过导管经皮肤插入血管、无须开刀的治疗方法。在这种治疗中，医生通过将导管插入血管，将导管引入心脏或血管中，并使用导管中的特殊工具进行操作，如扩张狭窄的血管或心脏瓣膜、修复心脏缺陷或关闭不正常的血管连接，从而治疗心脏畸形和血管异常。

介入治疗与传统的心脏开胸手术相比，具有许多优点，如创伤小、恢复快、住院时间短、并发症少等，同时也可以减少手术风险和手术时间。因此，这种治疗方法逐渐成为治疗先天性心脏病的主要手段之一。常见的介入治疗包括球囊扩张、支架植入、导管封堵等。但是，介入治疗的适应证需要医生进行严格的评估和选择。

所有先心病的介入治疗方式都有共同之处，首先通过穿刺动脉或静脉血管，把导管、导丝送到心脏有病变的部位实施操作，该过程全程都在X线透视下完成。X线透视导引导管、导丝到达部位之后，根据病变的情况进行相应的处理。例如：①球囊扩张术是利用球囊扩张的机械力量，对粘连的狭窄部位交界处进行分离，以缓解瓣口狭窄程度。②支架植入术。球囊外包裹可塑性强的支架，利用球囊扩张的机械力量撑开支架，从而解除狭窄。③封堵术。经导管在缺损的部位释放封堵器，释放后经过牵拉试验检验封堵器的稳定性，如果固定位置良好，就会释放封堵器，该封堵器会在病灶部位把缺损封住，2～3个月之后就会长好，机体会生长内皮细胞将其包绕起来，将其固定住，达到治疗的目的。

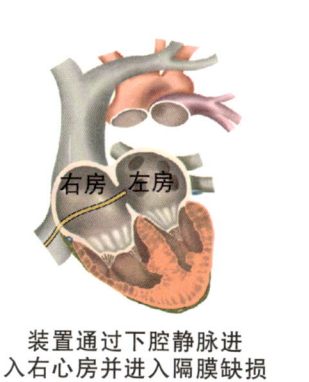

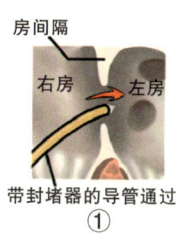

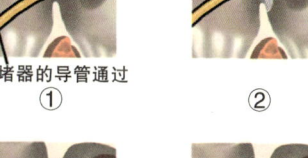

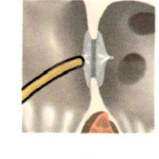

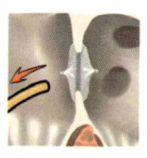

装置通过下腔静脉进入右心房并进入隔膜缺损

房间隔缺损（ASD）球囊扩张术

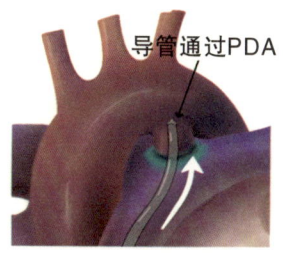

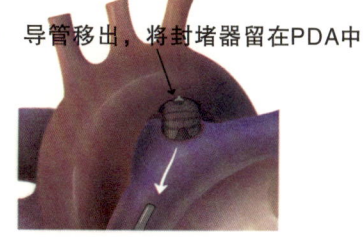

动脉导管未闭（PDA）封堵术

8.哪些先天性心脏病患者可以接受介入治疗？

先天性心脏病患者接受介入治疗的可行性取决于病变类型和严重程度，需要在经过医生的专业评估后进行。临床上常见的分流（如房间隔缺损、室间隔缺损、动脉导管未闭、动静脉瘘、异常侧支循环）、大血管狭窄及瓣膜病变等先天性心脏病患者能通过介入治疗获得痊愈。一般来说，以下几类先天性心脏病患者适合接受介入治疗，详见表5-1。

表5-1 先天性心脏病的介入治疗

治疗方式	应用球囊扩张或支架解除瓣膜或血管的狭窄	应用封堵装置堵闭缺损或异常通道
常见疾病	肺动脉瓣狭窄	房间隔缺损
	主动脉瓣狭窄	室间隔缺损
	主动脉缩窄	动脉导管未闭
	肺动脉主干或分支狭窄	冠状动脉瘘
		肺动静脉瘘
		主动脉窦瘤破裂

（谭淦珊）

第五章 先天性心脏病介入治疗

第二节 疾病危害

1.先天性心脏病导致的最严重的危害是什么?

先天性心脏病患者的心脏结构和血流动力学发生改变,严重时会出现心力衰竭、心律失常,甚至猝死。有10%的先心病胎儿在母体内无法存活,1~3岁先心病患儿如未经有效治疗,死亡率超过50%。

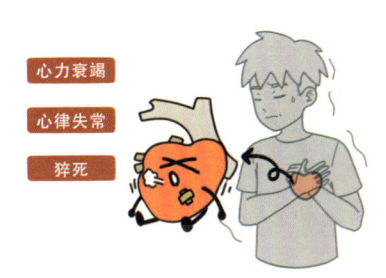

2.先天性心脏病会影响生长发育吗?

先天性心脏病患儿如果没有接受妥善的治疗,在婴幼儿时期会出现免疫力低下,容易感冒甚至是发生肺炎,生长发

159

育可能会较同龄的婴幼儿慢。先天性心脏病比较常见的就是房间隔缺损、室间隔缺损、动脉导管未闭等，可以通过微创或者是开胸手术进行治疗。但是如果是比较严重的先天性心脏病，如法洛四联症等，可能就要进行一次甚至多次手术进行矫治。

3.先天性心脏病会影响日常活动吗？

严重的先天性心脏病可导致患儿活动耐力下降、血液供应不足、生长发育迟缓、机体免疫力下降，有时还会出现心悸、气短、心律不齐、心力衰竭等，不同程度地影响其正常的生长发育和智力发育，进而影响孩子的学习、生活等各个方面。病情较轻的先天性心脏病患儿，如小型房缺、细小动脉导管未闭的患儿和可无任何症状或发育异常，多在成年后体检时才偶然发现。

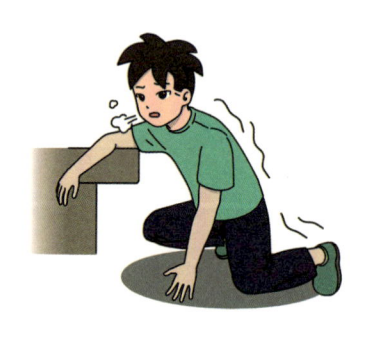

4.先天性心脏病患者能生育吗？

对于经过积极手术矫治后心肺功能良好的先天性心脏病患者，大多是可以正常怀孕生孩子的。未经解剖矫治的复杂先心病患者，或存在肺动脉高压、心功能不全、严重心律失常等的先天性心脏病患者，怀孕之后随着胎儿的增大，心脏负担和病情可能会明显加重，危及孕妇和胎儿的生命安全，因此通常不建议怀孕。先天性心脏病患者怀孕前应当至先天性心脏病专科进行评估及咨询。

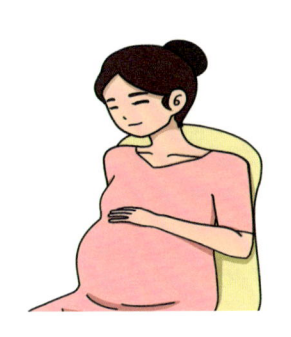

5.先天性心脏病会遗传给下一代吗？

前文已经阐述了，先心病的发生与遗传因素和环境因素及其交互作用相关。有研究表明，与遗传起源相关的先心病有35%，

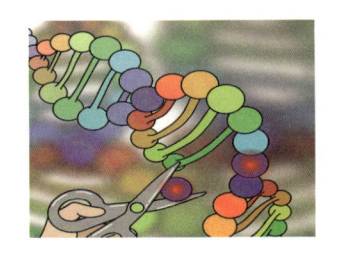

环境因素或环境因素与基因因素的交互作用可能对先天性心脏病的发生有更大的影响。因此,尽管先天性心脏病有一定的遗传概率,但是大多并不是遗传病,因此先天性心脏病患者大可不必过分担心会把疾病遗传给自己的孩子。不过对于先心病患者的直系亲属,进行心脏彩超筛查仍然是有必要的。

6.先天性心脏病患者会出现哪些不良心理?

1)焦虑、抑郁。患者因为疾病原因生活质量受影响,或担心发生心血管事件不敢出门,导致情绪紧张、易激动、好发脾气、心胸狭隘等,或者对治疗失去信心,导致治疗效果受到影响。

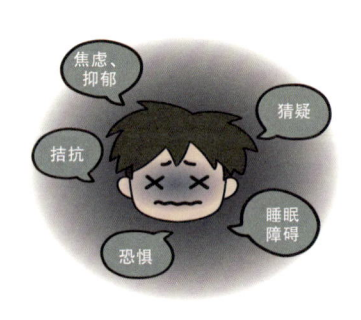

2)恐惧。各种特殊检查治疗及特殊护理会使患者心理承受能力降低,从而导致紧张、恐惧、焦虑、不安等,让患者表现为自理能力降低,依赖性增强。

3)猜疑。表现为不相信他人,对自身病情进行无故联想，导致身体倦怠、精神恍惚。

4）拮抗。对疾病没有充分的认识，不遵医嘱，自行停药减量等。

5）睡眠障碍。为心血管疾病的常见症状，睡眠质量差的患者认知能力和生活质量更低，更大可能合并焦虑、抑郁等心理问题，应适当结合医疗手段以获得较好的睡眠。

（谯萍）

第三节 预防治疗

1.先天性心脏病能预防吗？

根据目前明确的先天性心脏病的致病因素，先天性心脏病在一定程度上是能够预防的。预防先天性心脏病应该从孕前及孕期开始，预防先天性心脏病应主要做好以下几个方面：

1）做好产前筛查。产前筛查的重点包括染色体数目的变化；染色体结构的变化；基因结构的变化。另外，有先天性心脏病家族史的后代中先天性心脏病发病率会略高一些。

2）夫妻双方戒除不良生活习惯，如抽烟、酗酒等。

3）备孕及孕期不要长时间接触污染环境，如高浓度甲醛环境或长时间接触放射线、有毒金属等。我们常在房屋装修后感觉到的一些特殊气味及刺激，比如对角膜的刺激表现为眼睛发涩、发干；对呼吸道的刺激表现为喉咙发痒、干咳等，都是有毒性的气体（如甲醛等）造成的，这些有毒物质可能会影响胎儿的发育。

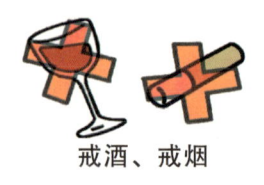

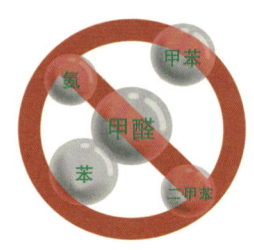

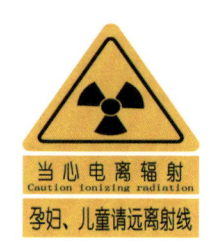

备孕及孕早期（怀孕的前3个月）应尽量避免接触放射线。有毒金属砷、镉、锰、铅、钡等，能够穿过胎盘屏障影响胎儿发育，准妈妈应避免接触受到放射线污染的食物、水源、土壤，电池及金属回收行业。

4）在孕早期避免病毒感染，如注意保暖，少到人多的地方，预防感冒。

5）备孕及孕期遵医嘱补充营养素，如补充叶酸。

6）备孕及孕期用药在医生指导下进行，避免乱用药物。准备怀孕时要特别注意：如果你正在接受药物治疗，应在医院向医生咨询，因为某些药物，比如含锂的药物和抗痉挛的药物都能引起先天性的心脏缺陷；如果患有糖尿病，那么在孕前和孕期控制血糖就非常重要了。

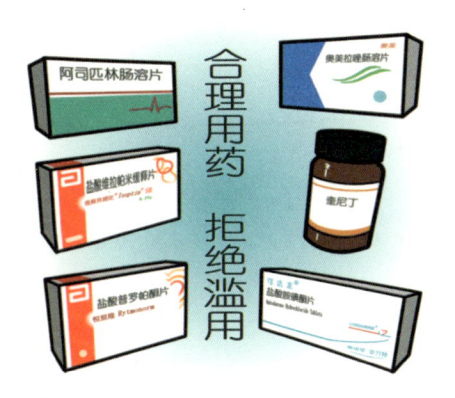

7）尽量避免高龄（35岁以上）怀孕，孕期规范产检。

2.先天性心脏病都需要治疗吗？

先天性心脏病是指在出生时心脏结构或功能异常的一类心脏疾病。并非所有先天性心脏病都需要立即治疗，治疗策略会根据病情的严重程度和其对患者生活质量的影响程度而定。

轻度左向右分流患者，一般不需要特殊处理，只需定期门诊随访,密切监测病情变化,少数缺损可在儿童期自行闭合。对于重度分流先心病患者,则应严密监护并及时治疗心力衰竭和其他并发症,据情况尽早进行手术根治;对于发绀型先心病,轻者如法洛四联症可在维持生命体征的情况下择期手术,重者如大血管转位、肺动脉瓣闭锁等,应尽早进行手术矫治。

总之,先天性心脏病的治疗策略应该是个体化的,根据患者的具体情况和病情的严重程度来决定是否需要治疗及采取何种治疗方法。这需要经验丰富的心脏专科团队来评估和制订最佳的治疗方案。

3.先天性心脏病的治疗方法有哪些?

近年来,随着先天性心脏病介入治疗技术的迅速发展,介入治疗已成为先天性心脏病治疗的重要手段,对于简单的先天性心脏病,多数情况下外科手术治疗已被介入手术治疗代替,但对于复杂先心病,外科手术治疗或杂交手术仍然是其主要治疗手段。部分病情较严重的患者,可先进行药物治疗控制病情,再进行手术治疗。失去手术机会的或者条件不适合进行介入治疗和外科手术治疗的患者,可选择药物治疗。

4.先天性心脏病介入治疗有什么优势?

心脏介入治疗具有不开胸、创伤小(仅在腹股沟处留下一个3毫米左右的创口)、成功率高、手术时间短、恢复快(术后24小时即可下床活动)、不需要全身麻醉及体外循环、住院周期短(1~4天)等优点。只有当患者年龄过小或者不能配合手术时,介入治疗才需要在全身麻醉下进行。

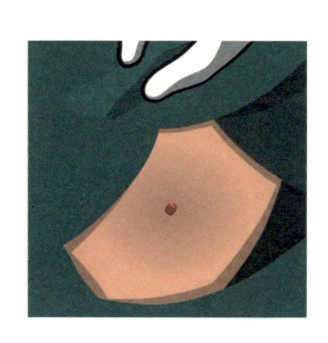

5.先天性心脏病介入治疗术前患者需要做哪些准备?

1)了解手术的流程、手术的必要性和安全性,自我调节情绪,缓解紧张、焦虑,必要时口服镇静药,保证充足睡眠。

2)在医护人员的指导下完成必要的实验室检查(血常

规、血型、凝血功能、肝功能、肾功能等）、胸部X线检查、超声心动图等。

3）练习床上排便，术前排空大小便。

4）局部麻醉患者术前通常不需要绝对禁食，术前一餐以六成饱为宜，可进食米饭、面条等，不宜喝牛奶、吃海鲜和油腻食物，以免术后出现腹胀或腹泻。全身麻醉患者，小儿术前禁食6小时，禁饮4小时；成人禁食禁饮10～12小时或者依据麻醉医生术前随访交代完成。

5）避免感冒。

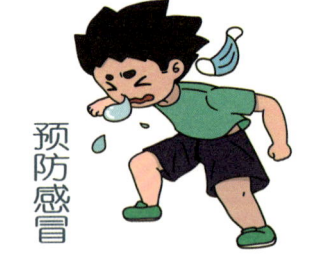

6.先天性心脏病介入治疗术后患者伤口怎么护理？

行股静脉穿刺患者，术后术侧肢体制动4～6小时，行股动脉穿刺患者，术后术者按压穿刺点15～20分钟后，以1千克沙袋压迫止血6～8小时，术侧肢体制动24小时，制动期间保持仰卧位，不做增加腹压的动作，如剧烈咳嗽、用力排便等，以免穿刺处出血。注意观察穿刺处有无渗血、肿胀，敷料有无潮湿，有渗血、肿胀、敷料潮湿应立即通知医护人员处理，24小时后医护人员根据穿刺处情况更换敷料。穿刺处伤口完全愈合，正常脱痂以后方能洗澡。穿刺处出现红、肿、热、痛时，及时就诊。

7.先天性心脏病介入治疗术后患者需要服药吗？如何服药？漏服或少服了怎么办？

动脉导管未闭封堵术、主动脉缩窄支架植入术等术后通常不需要进行抗栓治疗。房间隔缺损封堵术、卵圆孔未闭封堵术、肺动脉支架植入术、冠状动脉瘘封堵术等先天性心脏病行介入治疗后，患者通常需口服阿司匹林等抗栓药物。阿司匹林儿童常用剂量为3～5mg/（kg·d），成人一般为100mg/d，使用时间一般为6个月。使用药物期间应严格遵医嘱服药，否则可能会引起血栓栓塞等严重后果。宜固定服药时间，空腹服药，如当日漏服药，第二日按原剂量服用，不建议在第二日补服前日剂量，以减少不良反应。服药期间应自我监测有无出血征象，发现问题及时就医。

8.先天性心脏病介入治疗术后服用的药物有哪些副作用?

1)出血。如皮肤黏膜出血,消化道、泌尿系统、颅内出血等。

2)消化道反应。如腹痛和消化道出血,偶尔出现恶心、呕吐和腹泻。

3)过敏反应。在哮喘患者中常出现过敏反应。

4)眩晕和耳鸣(特别是儿童和老人)。

5)罕见肝、肾功能障碍,低血糖及特别严重的皮肤病变。

9.先天性心脏病介入治疗术后患者日常饮食应注意什么?

1)成人先天性心脏病无合并其他疾病的患者,术后进食日常普通饮食即可。

2)合并其他疾病或有并发症患者,应兼顾疾病饮食要求，如出现心力衰竭患者，应进食低盐饮食，限制入量。

3）对于婴幼儿患者，绝大部分的患儿，术后5天基本可以给予100%的摄入量。因患儿生长发育、体重增长的需要，其饭量是逐步增长的，家长应根据孩子生长情况调整饮食，如每次喝多少奶、每天吃几次。**有一个总体指导原则，就是"不撑着、不饿着"**，既不能吃得过饱，避免加重心脏负担，又要满足其基本的生理及生长发育需要。另外还要注意控制食盐的摄入，如食盐摄入过多，可引起体内大量水液的潴留，造成患儿全身水肿，增加心脏的负担，严重的还会导致心力衰竭。有些家长认为孩子做完手术后应补补身子，让孩子多吃些大鱼大肉，其实术后除了补充恢复所需要蛋白质，还应该给孩子吃一些水果、蔬菜等新鲜食物，以补充一些维生素，不宜盲目进补。少吃甜食，因为这些甜食所含的蛋白质和脂肪的比例与儿童的正常需要量相差很大，如果甜食摄入过多易造成小儿消化不良、大便干燥、食欲减退，缺乏蛋白质，营养不良，势必影响康复。不宜多喝罐装饮料和冷饮。**最好的术后"补品"是天然食物**。家长只要按照上述原则，在孩子每天的饮食中注意荤素搭配、粗

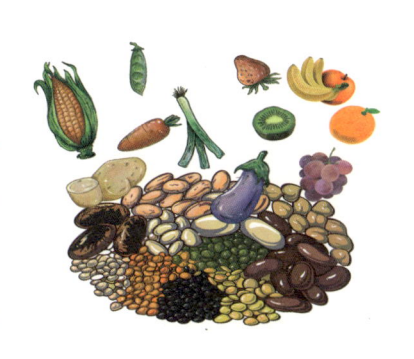

细均衡,在烹调时注意防止营养素的丧失和破坏,确保一日三餐吃饱、吃好,孩子一定会尽快恢复体力的。

10.先天性心脏病介入治疗术后患者可以恢复工作吗?

大多数先天性心脏病患者可以通过介入手术治疗获得解剖矫治,手术后心脏功能接近正常人,日常活动并不受影响,可以恢复日常工作。术后出现并发症(如血管并发症、心律失常等)、心脏功能差的患者,需要充分休息后再酌情恢复工作。

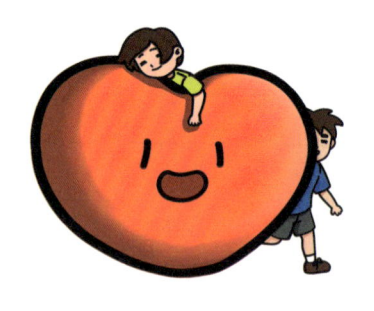

11.先天性心脏病介入治疗术后患者适合什么样的运动?

介入治疗术后24小时,无特殊情况,患者可下床活动,避免穿刺侧肢体用力。术后3日,可适当增加步行活动距离。行封堵器治疗的患者，术后3个月内建议以慢步行走为主，避免剧烈活动和用力咳嗽，防止封堵器脱落。大多数先天性心脏病患者可以通过手术治疗得到解剖矫治，手术后心脏功能接近正常人，日常活动并不受影响，学生可以正常参加体育活动。但某些先天性心脏病，手术不能完全根治（如单心室行姑息手术），或者残余畸形，或者有严重并发症、心脏功能差，这类患者应该限制剧烈活动，避免发生危险，减少对心脏功能的进一步损坏。

12. 先天性心脏病患者（包括介入治疗术后患者）如何预防感染性心内膜炎？

先天性心脏病患者平时应注意防寒保暖，避免感冒，减少去公共场所，加强营养，增强机体抵抗力，合理安排休息。在施行侵入性检查或治疗前后（如心脏介入手术，拔牙，上呼吸道手术或操作，泌尿、生殖、消化道侵入性诊治或其他外科手术治疗等），应遵医嘱预防性使用抗生素。**早期、足量应用抗生素是预防和治疗感染性心内膜炎的关键**，应遵医嘱用药，切勿擅自停药，一旦出现不良反应，如恶心呕吐、食欲不振及真菌感染，应及时就医。自我监测体温变化，出现发热，及时就诊。应当避免文身、文眉等仍任何有损皮肤的非必要性操作。

13.先天性心脏病介入治疗术后患者如何复查？

患者出院后应保管好出院资料，术后第1个月、第3个月、第6个月、第12个月门诊随访复查。复查内容主要包括以下方面：

1）听诊。心脏杂音的变化。

2）超声心动图检查。如房间隔缺损修补术后检查缺损是否消失；动脉导管未闭封堵术后观察是否存在分流；肺动脉瓣球囊扩张术后超声心动图检查肺动脉瓣流速和压差的改变等。

3）医生会了解患者自觉症状的变化、目前的活动量如何、能从事什么样的工作和体力活动、饮食情况如何、每日尿量多少、最近是否去医院检查过，患者应将检查结果、目前还在吃什么药，用量和服用方法如何等情况进行告知。

4）特殊检查手段的复查，如血管造影、CT检查等。

（辜桃）

第四节　特殊情况

1. 先天性心脏病患者家庭应该如何支持和照顾患者的健康？

要预防感染，避免剧烈活动，避免劳累，给予患者高蛋白、高维生素、营养均衡的饮食，出现心力衰竭时应进食低盐饮食，限制入量。指导进食含钾丰富的食物，如香蕉、橘子等，保持大便通畅。帮助患者形成良好的社会支持系统，鼓励其参与力所能及的活动，建立自尊与自信。应注意关心爱护患者，尽量满足患者的合理要求，提高治疗依从性。

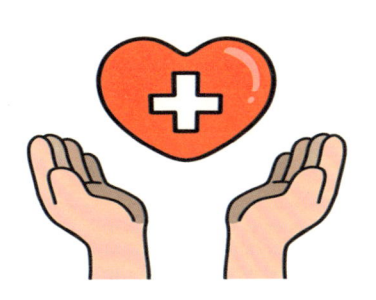

2.先天性心脏病介入治疗术后患者能坐飞机、火车吗？

飞机机舱和火车车厢里的氧气浓度和正常空气是一样的，通常不会造成患者的缺氧。虽然飞机在运行过程中可能会出现剧烈晃动使人感到头晕、恶心甚至呕吐等，但多数人乘坐飞机病不会有明显不适。因此，对于一些病情较轻，平时又无明显症状的患者，可不必过于担心，如患者平时坐车时易晕车，可在乘飞机前先服些防晕机的药。但对于一些患有严重的先天性心脏病、平时常有缺氧发作或反复发生充血性心力衰竭的患者，则不适合乘坐飞机。

3.封堵器植入术后可以做磁共振检查吗？

磁共振（MRI）可以产生磁场和热效应，因此只要没有对磁场和热效应反应强烈的材料就不影响磁共振检查，或上述反应很弱的材料也不会影响磁共振检查。无磁性材料一般指特殊不锈钢、钛、钛合金、镍钛合金等材料，这也是目前制作支架和封堵器的主要材料，其在磁场中并不会受力，也不会产生磁场所致的热效应，因此在植入的当时就可以进行磁共振检查。对于弱磁支架，在植入6～8周后（新生内膜对支架有固定后）进行磁共振检查通常是安全的。

4.先天性心脏病患者封堵器植入后会脱落吗？

封堵器脱落是先天性心脏病介入治疗中的严重并发症之一。有文献报道，房间隔缺损封堵术封堵器脱落发生率为0.24%～1.08%，室间隔缺损封堵术封堵器脱落发生率约1.12%，动脉导管未闭介入封堵术后封堵器脱落的发生率为1.4%～8.9%，卵圆孔未闭封堵术后封堵器脱落的发生率为0.4%～3.0%。随着检查、介入技术的成熟，目前封堵器脱落的情况已经极少。每年全国有3万多例介入封堵术，出现脱落的案例只有极个别，90%以上的脱落发生在手术中和术后在病房观察的24小时内，出院以后脱落的情况几乎没有，因此，出院以后不必太过担心封堵器脱落的问题。

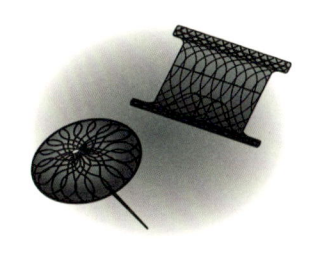

（谯萍）

参考文献

[1]国家卫生健康委员会国家结构性心脏病介入质量控制中心,国家心血管病中心结构性心脏病介入质量控制中心,中华医学会心血管病学分会先心病经皮介入治疗指南工作组,等.常见先天性心脏病经皮介入治疗指南(2021版)[J].中华医学杂志,2021,101(38):3054-3076.

[2]葛均波,徐永健,王辰.内科学[M].北京:人民卫生出版社,2018.

[3]游桂英,温雅.心血管病内科护理手册[M].成都:四川大学出版社,2021.

[4]王建铭,王琦光,朱鲜阳.《2020年欧洲心脏病学会成人先天性心脏病管理指南》解读[J].中国介入心脏病学杂志,2020,28(9):489-492.

[5]陈莎莎,潘文志,管丽华,等.《2020ESC成人先天性心脏病管理指南》主要更新及亮点解读[J].中国临床医学,2020,27(5):871-880.

[6]崔焱,张玉霞.儿科护理学[M].北京:人民卫生出版社,2021.

［7］王飞．超声心动图与右心声学造影在卵圆孔未闭诊断中的价值研究［J］．临床研究，2022，30（12）：110-112．

［8］阮雪华．环境相关因素与先天性心脏病研究进展［J］．临床儿科杂志，2023，41（3）：229-234．

［9］王昭昭，杨伟梅．先天性心脏病病人运动管理最佳证据总结［J］．循证护理，2022，8（24）：3295-3302．

［10］潘飞霞，徐玮泽，李嘉斌，等．中国先天性心脏病疾病负担三十年变化分析［J］．浙江大学学报（医学版），2022，51（3）：267-277．

［11］朱鲜阳．先天性心脏病介入治疗现状及进展［J］．临床军医志，2022，50（4）：331-333，338．

第六章

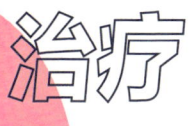

心脏瓣膜病介入治疗

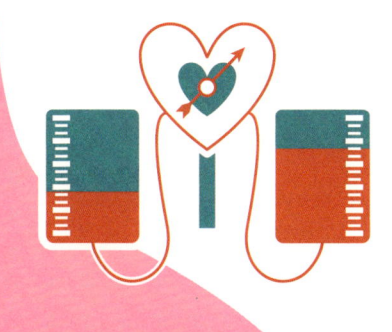

第一节 基础知识

1.什么是心脏瓣膜病?

心脏分为左心房、左心室和右心房、右心室四个心腔。两个心房分别与两个心室相连,两个心室和两个大动脉相连。而心脏瓣膜位于心房和心室之间、心室和大动脉之间,起到单向阀门的作用,保证血流单方向循环运动,阻止血液逆流。

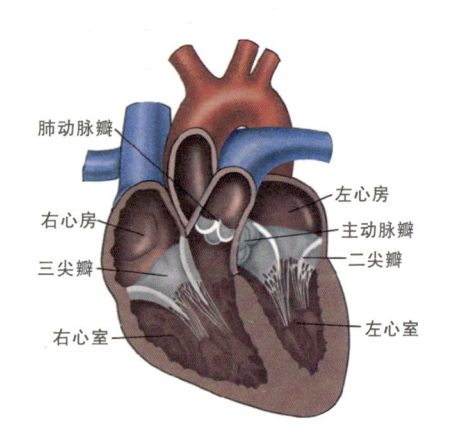

心脏瓣膜病是指先天性发育异常或因其他各种病变(风湿性、退行性、感染等)引起心脏瓣膜及其附属结构(包括瓣环、瓣叶、腱索、乳头肌等)发生结构或功能异常,造成单个或多个瓣膜急性或慢性狭窄和(或)关闭不全。瓣膜病

变可单独发生,或是同时发生,导致心脏血流动力学显著变化,心房或心室结构异常及功能失常,最终出现心力衰竭、心律失常等临床综合征。

2.心脏瓣膜病有哪些类型？

心脏瓣膜疾病主要有以下几个类型：二尖瓣狭窄或二尖瓣关闭不全、三尖瓣狭窄或三尖瓣关闭不全、主动脉瓣狭窄或主动脉瓣关闭不全、肺动脉瓣狭窄或肺动脉瓣关闭不全。瓣膜狭窄就像是门被卡住了,推不开,血流过不去,影响血液由一个腔室到另一个腔室。瓣膜关闭不全就像是门坏掉了,关不紧,导致血液回流,使血液逆流回到上一个腔室。

1）二尖瓣疾病。

（1）二尖瓣关闭不全（二尖瓣反流）：二尖瓣中一个或多个部分发生结构异常和功能失调均可导致该病。当左心室收缩时,血液反向流入左心房,导致心排出量减少、左心房压力增高、肺循环淤血。

（2）二尖瓣狭窄：当二尖瓣受损导致不能正常开放时,血流不能通畅地从左心房流入左心室,导致左心房压力增高、肺循环淤血。

2）主动脉瓣疾病。

（1）主动脉瓣关闭不全（主动脉瓣反流）：在心脏泵血过程中，主动脉瓣无法完全闭合，导致血液反流回左心室，影响正常血液循环。

（2）主动脉瓣狭窄：主动脉瓣如出现狭窄，血流从左心室流入主动脉受阻，迫使心脏更努力地搏动泵血，导致心肌肥厚，可能会发生心衰甚至猝死。

3）三尖瓣疾病。

主要以三尖瓣关闭不全最常见：经研究发现，70岁以上男性、女性中三尖瓣关闭不全的发病率分别为74%和86%。

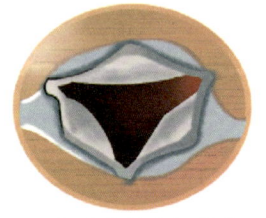

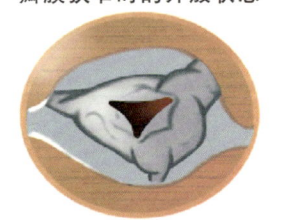

正常瓣膜的开放状态　　　瓣膜狭窄时的开放状态

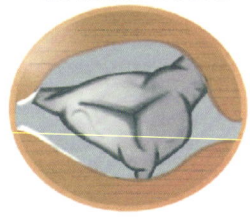

正常瓣膜的关闭状态　　　瓣膜关闭不全时的关闭状态

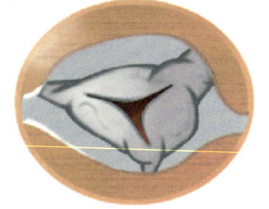

3.哪些人易患心脏瓣膜病?

1)老年人。器官会随着年龄的增大不断地老化,心脏工作了一辈子,瓣膜极为辛苦,它要不停地开关保持血液在体内流动。年龄增加,老化掉的瓣膜会出现打不开了或关不上了的情况。如今,随着人群平均寿命的延长,因为瓣膜老化引起的退行性心脏瓣膜病的发病率明显增高。就像机器零件一样,瓣膜使用年限长了,会发生老化。有研究显示,65岁以后心脏瓣膜病发病率直线上升,75岁以上老年人的患病率高达13.3%,仅次于高血压和冠心病。

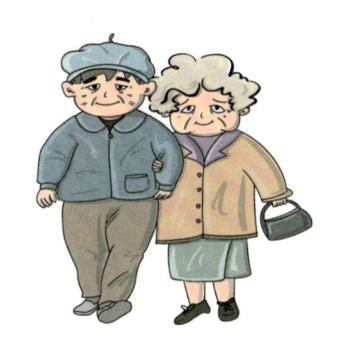

2)先天瓣膜畸形的人群。有些人出生以后,因为发育的问题导致瓣膜畸形,这样的瓣膜更容易发生病变。这类人群

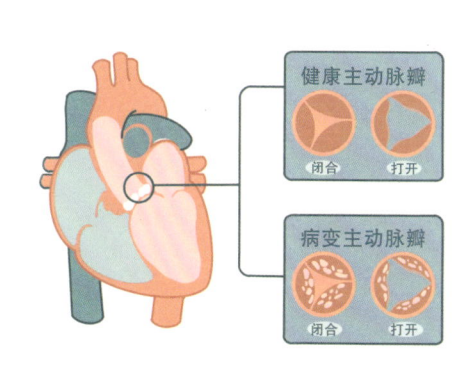

到了一定年龄就容易出现瓣膜的问题。很典型的是存在主动脉瓣二叶式畸形的人群，其在早年没有症状，但经过十几年或者几十年的时间，逐渐发展为重度主动脉瓣狭窄或关闭不全，需要及时治疗。

　　3）有风湿热病史的人群。风湿热是由特定感染诱发的自身免疫性疾病，可以引起全身结缔组织的病变，而心脏瓣膜就是结缔组织，所以当风湿热发生的时候，心脏瓣膜可能会受累，逐渐增厚、粘连，出现开放受限和关闭不全。

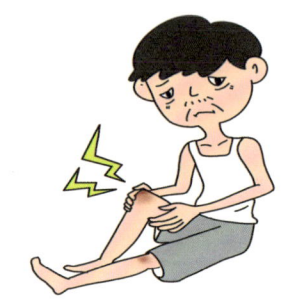

　　4）吸烟及高血压、高脂血症者。瓣膜在高血压、高血脂、吸烟的情况下，更容易出现病变。

4.哪些原因可以导致心脏瓣膜病的发生？

　　心脏瓣膜病的主要病因包括风湿热、黏液变性、退行性改变、先天性畸形、缺血性坏死、感染和创伤等。

5.怎么诊断心脏瓣膜病?

1)胸部X线摄影。胸部X线摄影是传统的诊断方法,主要反映心脏及主动脉弓的形态和肺部淤血甚至水肿的情况,这些形态改变对典型的心瓣膜病有诊断价值。

例如,肺淤血常常是严重二尖瓣狭窄或关闭不全的表现;而二尖瓣狭窄患者胸部X片常出现左心房增大、主动脉弓缩小,以及左心缘变直、第二段凸出的改变,整个心脏像梨子的形状,形成典型的"梨形心";而主动脉关闭不全则可表现为左心室增大,左心缘上翘,主动脉弓扩张,形成靴子一样的"靴形心"。

2)心电图。多数心电图改变没有特异性,少数心脏瓣膜病会出现典型的心电图变化,如"二尖瓣型P波"就是一种二尖瓣病变后左房增大导致的心电图改变。

3)超声心动图。心脏超声检查对心脏瓣膜病的诊断具有极其重要的价值,具有无创伤、可重复等优点。它不仅可直观且动态地观察瓣膜的形态(如增厚、钙化、脱垂、赘生物等)和运动(如打开幅度变小、关闭不全等),也可以测量通过瓣膜的血流以反映瓣膜的功能(如观测是否有血液反流、测量跨瓣膜压差、流速等）。

6.心脏瓣膜病有哪些表现?

心脏瓣膜病的早期表现往往不典型，容易受到忽视，瓣膜病患者出现的症状表现有以下几点：

1）心脏瓣膜病的患者常出现乏力，平时能干一定强度的体力活，但患病后可能无法胜任，且容易乏累。

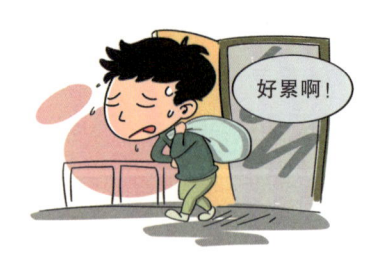

2）心脏瓣膜病患者可能出现呼吸不顺畅，一活动就喘不上气，即大家常说的气短。

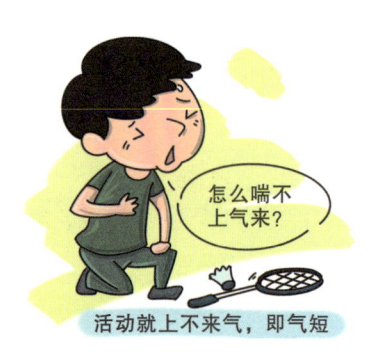

3）有的患者会出现面部、手脚或其他部位的肿胀。

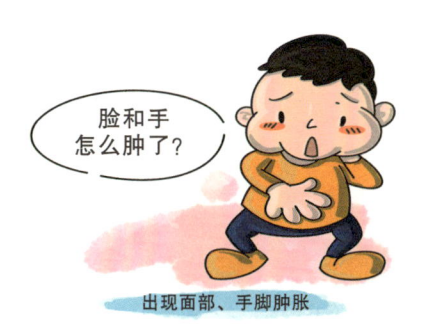

4）有的心脏瓣膜病患者甚至会出现腹胀、食欲不振。

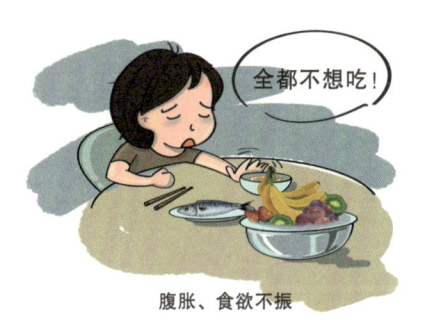

5）心跳无规律，有时心率会突然加快，甚至出现突然晕厥的情况。

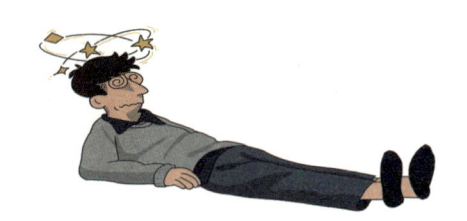

（李晓燕）

第二节 疾病危害

1.心脏瓣膜病导致的最严重的危害是什么?

心瓣膜病早期,由于心肌代偿肥大,心肌收缩力增强,可克服瓣膜病相关血流异常造成的影响,随着瓣膜病逐渐加重,可出现心腔扩大、心肌收缩力降低,导致充血性心力衰竭,甚至心源性猝死。

2.心脏瓣膜病会影响日常活动吗?

严重的心脏瓣膜病会影响患者的日常活动,在心脏功能受到影响后,患者的活动度及劳动程度、体力都会下降,时常出现干一点活就觉得疲惫不堪的情况。

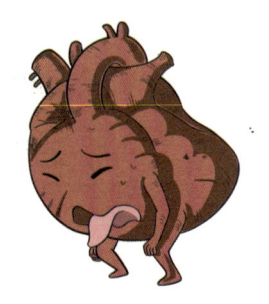

3.心脏瓣膜病患者会出现哪些不良心理?

心脏瓣膜病患者容易精神紧张,情绪激动时,会突然发生心动过速等,这让患者容易出现恐惧、焦虑、无助、抑郁等心理问题。

(李晓燕)

第三节 预防治疗

1.日常生活中怎么预防心脏瓣膜病?

1)日常生活中应保持良好的生活习惯,参加体育锻炼,提高机体免疫力,预防感冒。

2)要注意居住环境的清洁卫生,对猩红热、急性扁桃体炎、咽炎、中耳炎和淋巴结炎等急性链球菌感染,应给予积极彻底的治疗,避免诱发心脏瓣膜的损害。

发炎的扁桃体

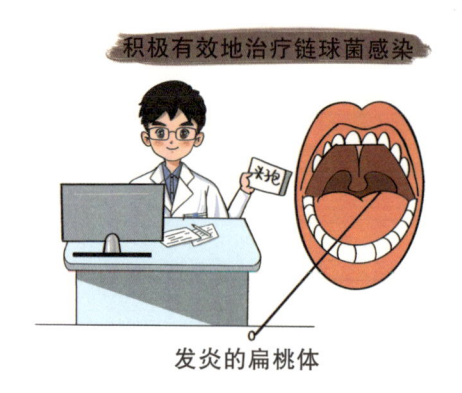

3）合理饮食。

（1）饮食均衡，宜吃富含维生素、易消化饮食，减少高脂肪饮食。高脂肪饮食摄入后不易消化，容易增加心脏负担。

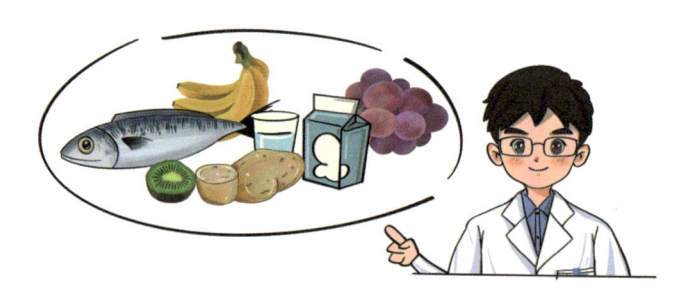

（2）戒烟、限酒。有研究表明，过度地吸烟、饮酒可能对心脏瓣膜造成损害。

2.所有心脏瓣膜病都需要治疗吗？

大多数人谈癌色变，但是根据《中国卫生健康统计年鉴2022》，城乡居民疾病死亡构成比中，心血管病占首位。并且中国心血管病患病率处于持续上升阶段。心脏瓣膜病大多起病隐匿，早期无明显表现。但是随着病情进展，若不及时治疗，可能引起生命危险。

二尖瓣疾病（二尖瓣狭窄，二尖瓣关闭不全）发展到一定阶段，由于心房的不断扩大，容易出现"心房颤动"这个并发症，即心房失去正常的收缩能力，导致血液不能顺利泵出心房，部分血液在心房的某些部位形成涡流。而血液本身具有"自凝"的功能，当血液在心房内流速变缓，便容易凝固成块状，这样血栓就形成了。血栓并不是一形成就会立即危及生命，在心脏这个高压泵内部，任何固态物质都可能被冲走，医学上称之为"血栓脱落"。如果血栓体积较小，可能阻塞到任何末梢的动脉血管，引起常见的脑梗死、脾梗死、肾梗死、四肢缺血坏死等。若血栓偏大，而患者瓣口面积过小，甚至会卡住瓣口造成猝死！在发生这种危险事件以前，患者本人可能仅仅有"心慌"这样的症状，直到突然有一天出现脑卒中等严重并发症。

　　主动脉瓣狭窄是指心脏的出口（主动脉瓣）出现了梗阻，跨瓣压差持续增大，并引起一系列改变。患者早期可能没有任何症状。当跨瓣压差到达一定程度，除了常见的心衰表现以外，患者可能出现活动后头晕、黑矇、胸痛等特征性表现。一旦患者出现这些症状，随时可能出现晕厥甚至猝死。有明确统计数据表示，主动脉瓣狭窄的患者出现症状后，第二年的猝死概率大幅增加，十分危险。各种心脏瓣膜病的晚期阶段都会出现心力衰竭的晚期表现，有的表现为活动后喘气、胸闷等左心衰症状，有的表现为下肢水肿、腹胀、纳差等右心衰症状。上述症状均伴随活动耐量的不断下降。当心力衰竭发展到终末期，患者临床心功能恶化至4级，表现为不能下床甚至不能平卧，最终可能出现恶性心律失常或者心源性休克，从而危及生命。这个阶段往往药物调整已不能奏效，手术效果极差，预后不佳。

　　综上所述，瓣膜病不等于慢性病，发展慢不等于不危险。千万不要一拖再拖，等到已经无法维持正常生活时，才到医院寻求医生的帮助，就算还可以手术，但是其中的风险和以前相比一定是不可同日而语的。同时，费用也会有所增加。长期的病变可导致心脏瓣膜的粘连、钙化，瓣膜狭窄、关闭不全。心脏瓣膜病常伴随心房颤动，或者形成血栓，脱

第六章　心脏瓣膜病介入治疗

落后导致脑梗死。因此专家建议，当出现胸闷、心慌等不适症状后，要及时到专科医院就诊，明确诊断，接受正规治疗。有病尽早治疗，切莫将"小毛病"拖成"大麻烦"，应积极处置心脏瓣膜病这颗定时炸弹。

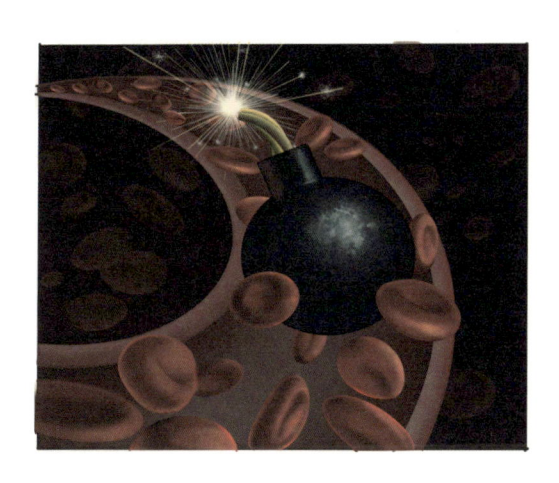

3.心脏瓣膜病的治疗方法有哪些？

心脏瓣膜病的治疗一般包含内科治疗、外科治疗、介入治疗。

1）内科治疗。主要为适当限制体力活动，注意休息，同时预防感冒和感染性心内膜炎，如果有风湿热活动，要给予积极控制。积极治疗房颤、心力衰竭、血栓栓塞和急性肺水肿等多种并发症，控制病情，缓解症状。

2）外科治疗。包括传统开胸手术、小切口微创手术及胸腔镜下微创手术。

3）介入治疗。对于严重的心脏瓣膜病，外科手术曾是唯一有效的治疗手段，但传统的外科手术需要从正中开胸、切开心脏，同时需要体外循环技术的辅助，对于部分患者来说，手术风险较高、手术创伤较大。2002年，法国开展了第一例经导管主动脉瓣置换术，开启了心脏瓣膜病介入治疗的新时代。随着器械的更新、操作技术的提高及其适应证的扩大，介入治疗已逐渐成为治疗心脏瓣膜病的重要手段。

4.什么是心脏瓣膜介入治疗？

心脏瓣膜介入治疗即经皮穿刺外周血管，在心脏超声和X线透视及造影的定位下，在不打开心脏的情况下，将人工瓣膜植入病变的瓣膜部位，或修复病变的瓣膜结构，完成微创的瓣膜置换和瓣膜成形手术。

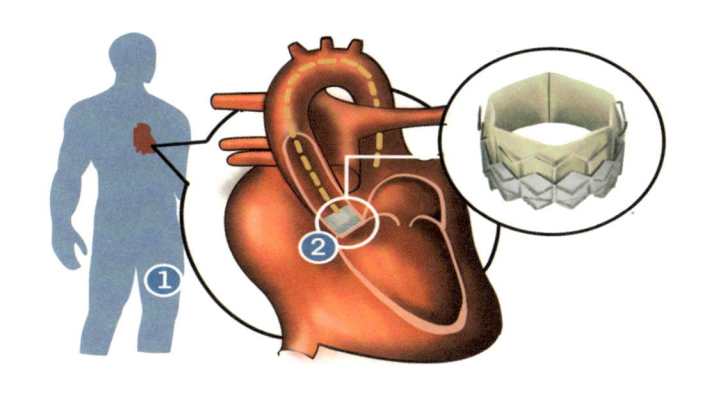

5.哪些心脏瓣膜病可以采取介入治疗?

目前各种不同类型的心脏瓣膜病都有可能通过介入手术进行治疗,包括主动脉瓣、二尖瓣、三尖瓣和肺动脉瓣等瓣膜疾病。具体选择介入治疗还是外科治疗,需要根据患者的瓣膜病变类型、病因、心肺功能情况、解剖条件、患者意愿等综合评估后决定。对于风湿性二尖瓣狭窄,经皮二尖瓣球囊成形术是首选的治疗措施。在各类经导管瓣膜置换手术中,经导管主动脉瓣置换是目前发展最为成熟的一种,已成为老年主动脉瓣狭窄患者的一种微创、安全、有效的治疗选择。

6.什么情况下需要做心脏瓣膜介入治疗？

医生通常需要根据患者的临床表现及辅助检查结果评估患者是否需要进行心脏瓣膜外科治疗或介入治疗，一般存在以下情况的心脏瓣膜病患者需要接受外科治疗或介入治疗：

1）瓣膜病变严重。
2）存在心累、胸痛、晕厥等相关临床表现。
3）存在心脏负荷明显增加的客观依据。
4）存在心脏功能受损的客观依据。

7.心脏瓣膜介入治疗的效果如何？

对于病变类型及解剖条件合适的患者，心脏瓣膜介入治疗可以取得与外科治疗相当甚至更优的治疗效果。以经导管主动脉瓣置换为例，该术式在我国开展已经有10余年的历史，在成熟的中心，手术成功率达到98%以上，与外科开胸主动脉瓣置换相比，其具有创伤小、恢复快的显著优势，近期和远期效果相当或更优。

8.心脏瓣膜介入治疗有什么优势?

心脏瓣膜介入治疗具有舒适度高、痛苦小、创伤小、手术时间短、并发症少及术后恢复快等优点,是目前治疗心脏瓣膜病的一种先进、有效的方法,特别适合年龄大、一般情况较差、外科手术风险较高的患者。患者不用在医院住院太久,基本术后2~4天即可以出院。

9.心脏瓣膜介入治疗前24小时患者需要做哪些准备?

术前需要抽血检查血常规、肝功能、肾功能、电解质、凝血功能、心肌损伤标志物、心衰标志物,做动脉血气分析、心电图、胸部X线摄影、CT、超声心动图等检查进行专科评估;术前准备还包括术前备皮、留置导尿管、术前禁食6~8小时、血

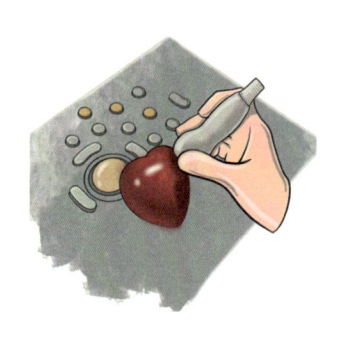

糖监测等。

10.心脏瓣膜介入治疗术后患者如何护理?

1)术后卧床休息,监测心率、血压、尿量等基础生命体征,根据情况给予输液等治疗,在心脏康复师的指导下进行心脏康复训练。

2)出院回家后遵医嘱按时服药,定期门诊复诊,保持心情舒畅,饮食以低胆固醇、低脂肪、高纤维、高蛋白及维生素含量丰富的易消化食物较为理想。注意观察手术穿刺点有无红肿热痛等不适,如有不适立即就医。对于需要服用华法林抗凝的患者,富含维生素K的食物,如菠菜、番茄、花菜、鲜豌豆、猪肝、瘦肉、水果等要少吃,维生素K对华法林有拮抗作用,可使凝血酶原时间缩短,影响华法林的抗凝作用。手术后3个月内,患者主要以休养为主,活动量力而行、循序渐进,以不出现活动后胸闷、胸痛、气喘等不适症状为宜,可进行散步、水平抬上肢、瑜伽、太极拳等锻炼。

11.心脏瓣膜介入治疗术后患者如何服药?

心脏瓣膜介入治疗术后一般需要使用抗凝或抗血小板药物,具体疗程取决于心脏瓣膜介入治疗手术类型及是否合并其他需要抗凝或抗血小板治疗的疾病。对于接受经导管瓣膜置换的患者,植入身体内的人工瓣膜对心脏来说是一种"异物",血液易在人工瓣膜及其附近发生凝固,形成血栓,进而影响瓣膜功能,这些血栓如果脱落可造成血管栓塞,如发生脑血管栓塞,轻者偏瘫,重者可危及生命,因此,需要使用抗凝或抗血小板药物以预防瓣膜功能障碍或血管栓塞事件。对于存在心力衰竭的患者,术后还应当继续规范使用抗心衰药物。

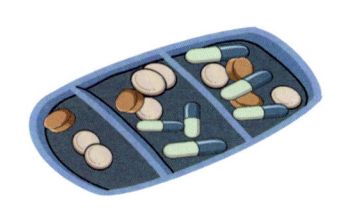

12.心脏瓣膜介入治疗术后需要终身服用抗凝药吗?

心脏瓣膜介入治疗术后是否需要终身服用抗凝药主要取决于是否合并房颤等其他需要抗凝治疗的疾病。多数患者不需要终身服用抗凝药物。以接受经导管主动脉瓣置换的患者为例,若未合并房颤,服用抗血小板药物即可。具体的抗凝或抗血小板治疗方案由医生根据患者情况制订,并根据随访情况进行调整。

13.心脏瓣膜介入治疗术后可能需要使用的药物有哪些副作用?

心脏瓣膜介入治疗术后最常使用的是抗凝药或抗血小板药,其最常见副作用为出血,常见症状为鼻衄、皮下淤斑、出血点,重者可见

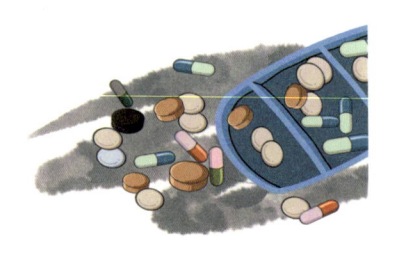

咯血、呕血、血尿、黑便等，较严重的出血需立即就医。

14.心脏瓣膜介入治疗术后患者可以恢复日常生活和工作吗？

1）心脏瓣膜介入治疗术后一般可以很快恢复日常生活和工作，具体应根据患者情况及医生建议而定。

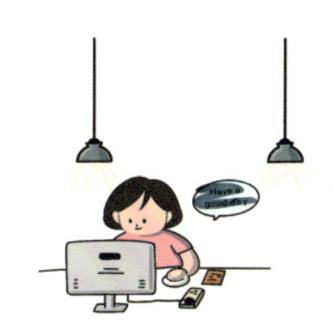

2）心脏运动康复一般分为急性期、恢复期和维持期，不同时期的康复特点和运动要点各不相同。如患者术前心功能较好、心脏损伤较小，经手术治疗后，心功能得到有效改善，可进行与常人无异的日常生活和工作；如患者术前病程较长，病情较严重、心功能低下、心脏损伤不可逆等，手术只是延缓心脏损伤发展，与常人心脏功能差别较大，需谨慎活动，不可超过心脏负荷。

患者术后需在专科医生的建议下明确自己恢复日常生活和工作的时间，以及日常生活和工作的强度。

15.心脏瓣膜介入治疗术后患者适合什么样的运动?

1)心脏瓣膜介入治疗术后,患者往往不宜进行剧烈运动,经过一段时间心功能康复以后,可以做一些四肢运动、有氧运动,如散步、瑜伽、太极拳等早期康复运动,主动掌握运动技巧。

2)在术后早期,可以根据情况尽早进行床旁活动,初始时,可以由他人搀扶行走,之后根据患者的情况,以患者可以耐受且不出现气短、胸闷等不适为判断指标,适度活动。

3)体育运动锻炼,运动的方式和强度需由医护人员与患者共同决定。

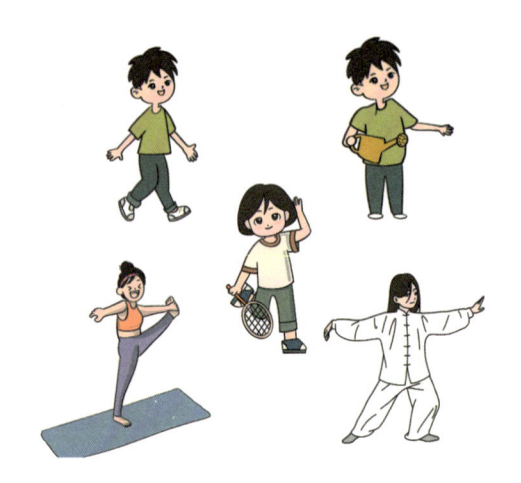

16. 心脏瓣膜介入治疗植入的瓣膜如果衰败了怎么办?

1)心脏瓣膜介入治疗植入的介入式人工瓣膜与外科生物瓣一样,有一定的使用年限,通常术后10年左右会发生衰败,此时可通过介入手术在发生衰败的瓣膜内再植入一枚新的瓣膜,从而恢复瓣膜功能。

2)患者术后需要定时复查心脏超声明确瓣膜情况,同时,如果心脏有相应不适,应及时去医院复查心脏超声。

17. 心脏瓣膜介入治疗术后患者如何复查?

心脏瓣膜介入治疗术后,一般建议在出院后1个月、3个月、6个月、1年及此后每年到医院复查,复查项目通常包括心脏彩超、心电图、血常规、血生化、凝血功能等。如果出现心累、胸闷或者其他的不适需要及时到门诊复查。

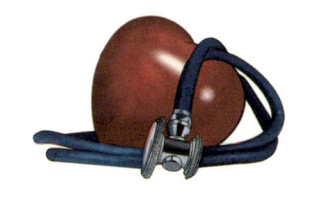

(李晓燕 段淋佳 贾琴)

第四节　特殊情况

1.心脏瓣膜介入治疗术后可以坐长途飞机吗？

一般来说，接受心脏瓣膜介入治疗的患者恢复良好后是可以坐飞机的。因为心脏瓣膜介入治疗的瓣膜由高分子纳米复合材料和生物组织材料制成，完全可以通过安检，而且手术后患者的心脏功能可有效改善，生活质量提高，机体功能恢复好的患者坐飞机一般是不会受影响的。

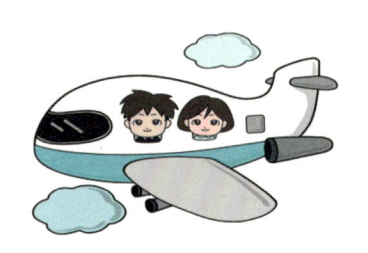

2.心脏瓣膜介入治疗中植入的瓣膜用的是什么材料？

心脏瓣膜介入治疗中植入的人工心脏瓣膜主要由两部分

材料组成：其一，生物瓣叶部分，一般由动物心包经特殊工艺处理后制成，目前最常使用的是猪心包或牛心包，近年来也出现了一些使用人工合成高分子材料制作瓣叶的介入人工心脏瓣膜，但目前尚处于早期临床研究阶段；其二，金属支架部分，通常为镍钛合金或钴铬合金。

3.心脏瓣膜介入治疗中植入的瓣膜会出现排异、过敏等反应吗？

在瓣膜的制作过程中，材料均进行了特殊的处理，目前在临床上已经安全使用了20余年，排异、过敏反应等现象极其罕见。

4.心脏瓣膜介入治疗术后可以做磁共振检查吗？

对于没有植入物的患者（如接受单纯瓣膜球囊成形术的患者），磁共振检查是完全不受影响的。对于植入了人工瓣膜或支架的患者，由于通常植入的为无磁性材料，在磁场中并不会受力，也不会有磁场所致的热效应，因此通常也可以安全地进行磁共振检查。

5.接受心脏瓣膜介入治疗后可否再次行瓣膜置换术?

心脏瓣膜介入治疗植入的介入式人工瓣膜与外科生物瓣一样,有一定的使用寿命,通常术后10年左右会发生衰败,实际年限受瓣膜本身因素(人工生物瓣膜材料的选用及对人工生物瓣膜材料的加工、处理工艺等)和患者自体因素(年龄、血糖、血脂水平等)的影响,出现衰败后通常可通过介入手术在发生衰败的瓣膜内再植入一枚新的瓣膜,从而恢复瓣膜功能。随着工艺的改进和新材料的出现,未来介入式人工瓣膜的使用年限有望进一步延长。

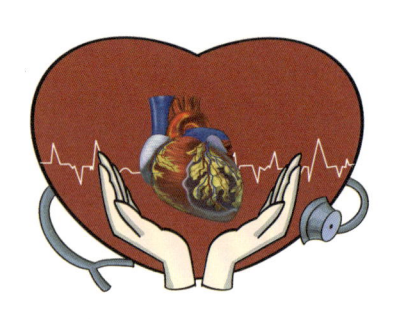

(贾琴)

参考文献

[1] 尤黎明，吴瑛．内科护理学［M］．7版．北京：人民卫生出版社，2022．

[2] 葛均波，徐永健，王辰．内科学［M］．9版．北京：人民卫生出版社，2018．

[3] 国家心血管病中心，中国心血管健康与疾病报告编写组，胡盛寿，等．中国心血管健康与疾病报告2023概要［J］．中国循环杂志，2024，39（7）：625-660．

[4] 国家卫生健康委员会．中国卫生健康统计年鉴2022［M］．北京：中国协和医科大学出版社，2022．

[5] 尹金芝，罗娟，胡红娟．心脏瓣膜术后患者早期康复运动体验的质性研究［J］．中国当代医药，2022，29（18）：123-127．

[6] 张秋萍，陈连珍，赵慧慧，等．心脏瓣膜置换术后病人自我管理的最佳证据总结［J］．循证护理，2023，9（1）：23-30．

[7] 马翔，王宝珠，马依彤．2022年度全球瓣膜病领域大事件盘点［J］．中国介入心脏病学杂志，2023，31（1）：19-24．

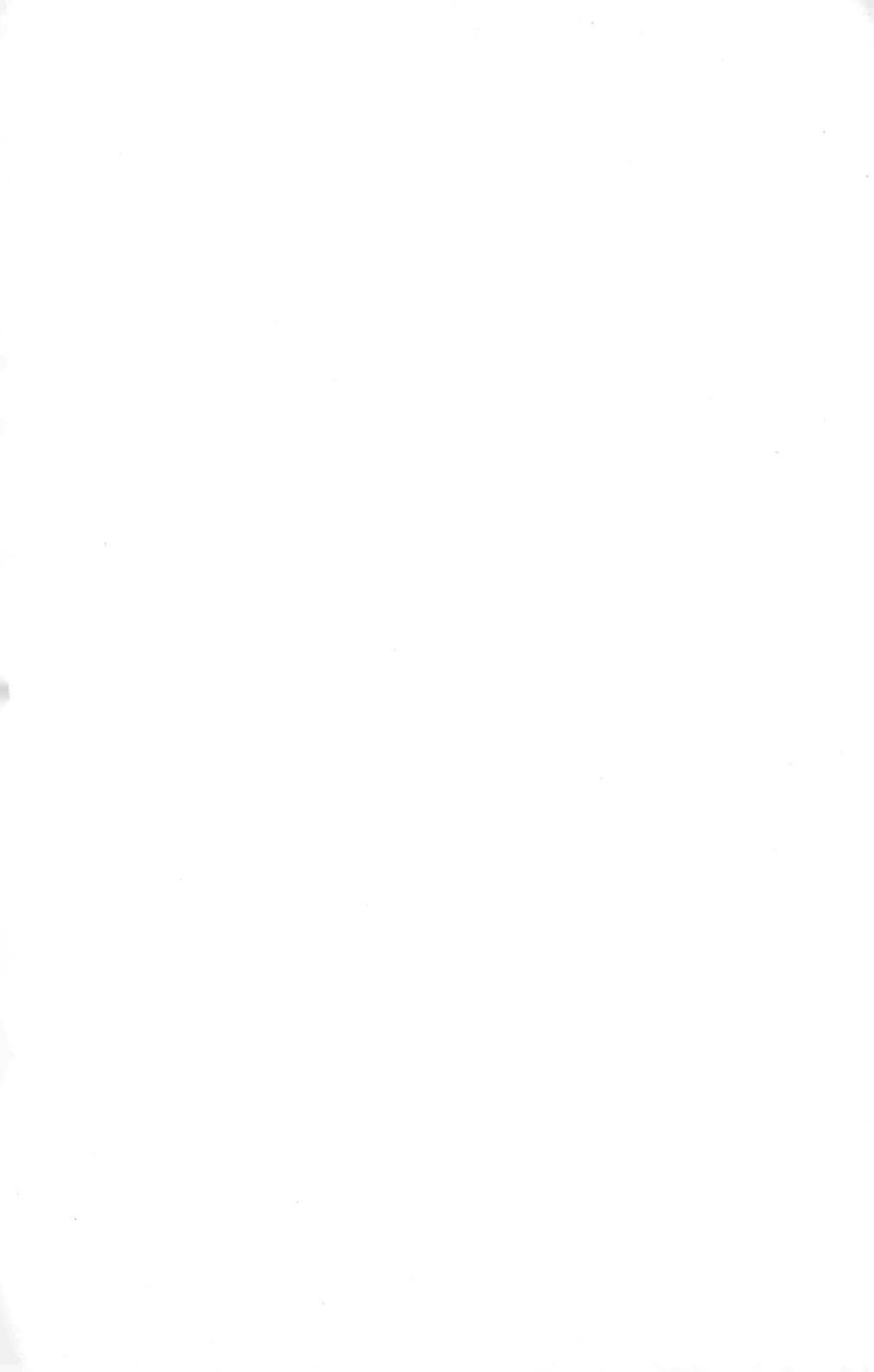

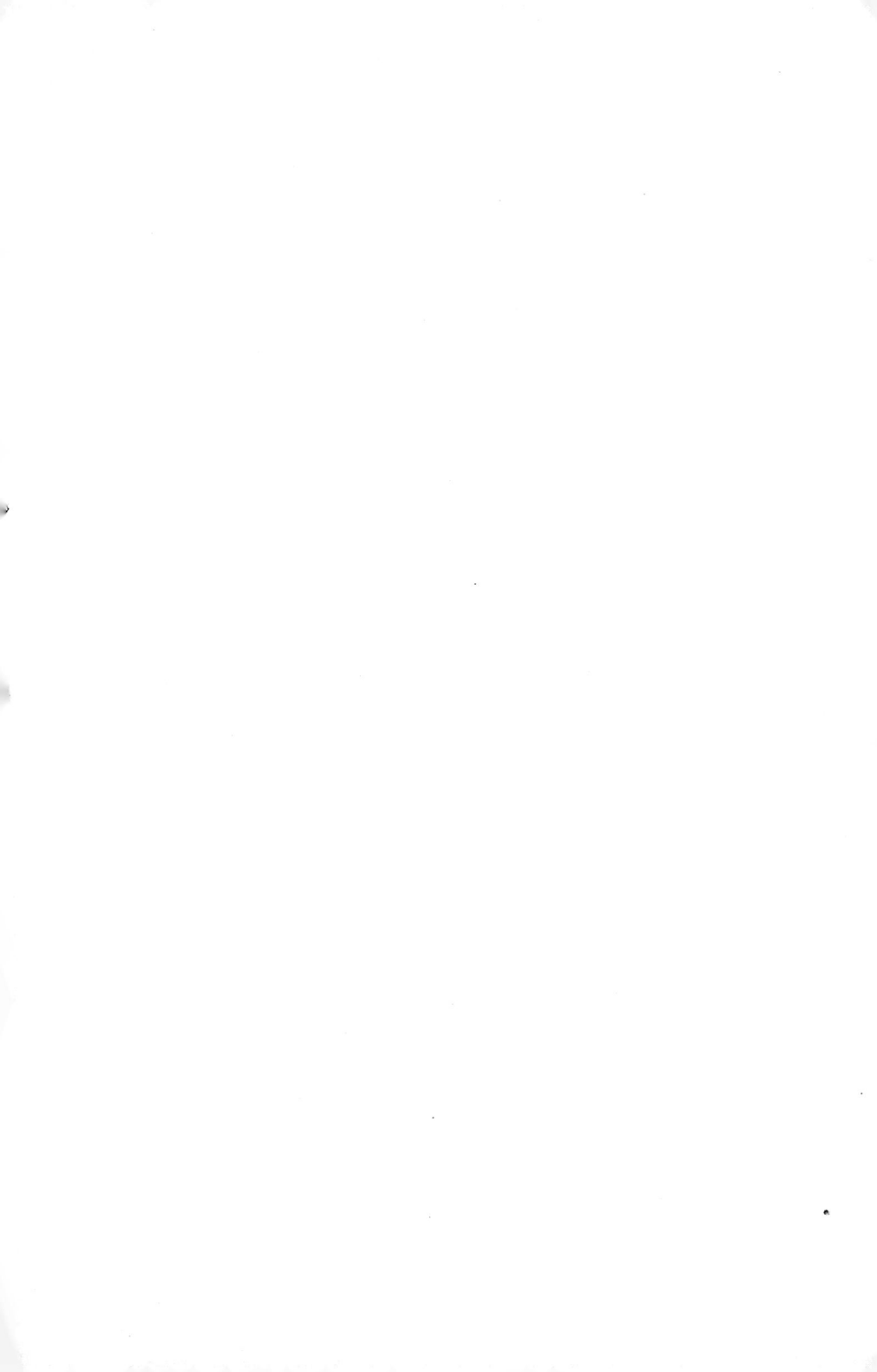